Guanis De Barros Vilela Junior
Luís Felipe Silio
Vernon Furtado Da Silva

Aprendizagem motora e controle neuromotor nos esportes – volume 1

1ª edição

CAMPINAS-SP
RICARDO PABLO PASSOS
2020

Copyright© 2020 by Guanis de Barros Vilela Junior

Diagramação   Guanis de Barros Vilela Junior; Luís Felipe Silio; Vernon Furtado da Silva; Ricardo Pablo Passos
Capa   Ricardo Pablo Passos
Edição   Ricardo Pablo Passos

V699   Vilela Junior, Guanis de Barros, 1958-
Aprendizagem motora e controle neuromotor nos esportes – vol. 1 / Guanis de Barros Vilela Junior, Luís Felipe Silio, Vernon Furtado da Silva, Edição Ricardo Pablo Passos - 1 ed. - Campinas, Editora CPAQV, 2020.
82 p.; 22,86 cm.

Inclui Bibliografia.
ISBN 9798621064846

1. Aprendizagem motora e suas principais teorias 2. Comportamento e desenvolvimento de atividades motoras 3. Abordagem dos sistemas dinâmicos do movimento humano
I. Título.

CDD: 796
CDU: 612

Observação: Este livro foi revisado por pares

SUMÁRIO

Introdução	**4**
Capítulo 1 - Aprendizagem motora e suas principais teorias	**14**
Aprendizagem	15
Cognição	15
Teorias de aprendizagem	18
Conclusão	21
Referências	22
Capítulo 2 - Comportamento e desenvolvimento de atividades motoras	**23**
Teorias cognitivas	26
Conclusão	34
Referências	35
Capítulo 3 - Abordagem dos sistemas dinâmicos do movimento humano	**36**
Definição de Restrição	38
Definição de Restritores da Ação Motora	38
Conclusão	47
Referências	48
Capítulo 4 - Variáveis condicionantes no aprendizado esportivo	**50**
Compleição física	51
Aplicações práticas e níveis de performance	53
Conclusão	75
Referências	76
Índice remissivo	**78**
Sobre os autores	**80**

Introdução

As pesquisas relativas à aprendizagem e performance motora têm se caracterizado, em grande parte, por princípios e abordagens teóricas do ensino hábil-motor relativo a atividades esportivas de caráter formal e não-formal, tanto no que se refere a modalidades de organização individual quanto nas coletivas. Tais princípios e teorias normalmente norteiam uma idéia central de que, qualquer que seja o esporte a aprender, a progressão hábil-motora relativa ao mesmo ocorre a partir do desenvolvimento das funções mentais gestoras do comportamento motor inerente às peculiaridades de cada modalidade.

À luz dessas teorias, alguns autores têm destacado o fator cognitivo como precedente ao fator motora, apontando que o entendimento e organização das estratégias e outros eventos da performance requerida a um bom desempenho dependem de conhecimento e percepção (Ex., Thomas, Frenchie e Humphries, 1986, Pressley e colaboradores, 1987; Mc Morris e colaboradores, 2018). Exemplificando o teor deste pensamento, estes autores mostram, com base em resultados de pesquisa que, indivíduos considerados "experts" desportistas, excelentes em suas performances nas situações de jogo, são normalmente aqueles que se destacam por suas capacidades de entendimento (competência cognitiva) de "aonde", "como" e "quando" exatamente usar as técnicas inerentes à performance de um jogo específico. Ou seja, o uso da técnica apropriada ao momento (tempo), situação (espaço) e forma (tipo de jogada).

O conhecimento e a percepção, dos componentes gerais de uma modalidade esportiva, duas das variantes da competência cognitiva de um indivíduo praticante, constituem-se, como fatores primordiais na estruturação das decisões que o mesmo precisa tomar quando participando de um jogo, ou mesmo em situação de aprendizado esportivo. Estas decisões podem ser inferidas pela observação do seu comportamento motor, quando em demonstrações de competência perceptiva durante um jogo ou na prática deste.

Salvo uma decorrência de habilidades genéticas (se estas realmente existem), altos níveis de competência em qualquer modalidade esportiva depende de uma série de injunções pedagógicas que possam fortalecer o entendimento do aprendiz sobre a ação ou evento em aprendizagem. Em um sentido amplo, estas funções precisam incluir as técnicas que estimulem o "pensar" em alta análise, que normalmente se reflete sobre o desenvolvimento de capacidades perceptivas avançadas e próprias à resolução de problemas que possam ocorrer em função da natureza do jogo e da capacidade adversária. Estas capacidades perceptivas normalmente incluem níveis tais como (1) conhecimento de tarefas; (2) autoconhecimento; (3) conhecimento de interação e (4) conhecimento de estratégias que subsidiam a capacidade do indivíduo de monitorar o seu próprio aprendizado e/ou performance.

Estas condicionantes, conforme explicam Flavell e Wellman (1977), fortalecem a capacidade de um indivíduo para monitorar sua própria forma de aprender e, como se pode conceber, o seu desempenho em um jogo. Quando utilizadas em forma adequada e em sofisticadas projeções, estas capacidades podem ser previstas como definindo uma elevada capacidade cognitiva de um indivíduo tanto para a condição de aprender, quanto no executar de ações inerentes ao esporte por ele praticado.

Estudos avançados, nesta área, têm, normalmente enfatizado a possibilidade de que um processo de aprendizagem conduzido sob a combinação de variantes do conhecimento de procedimento (relativo à habilidade mecânica na conduta motora) e o conhecimento declarativo (relativo a habilidade intelectual na mesma conduta) tenha mais possibilidade de prover bases para o desenvolvimento de capacidades metacognitivas do que modelos de ensino que destaquem mais o conhecimento de procedimento (ou somente o declarativo).

Neste contexto, vários autores (Ex., Bunker e Thorpe, 1986; Thomas e colaboradores, 1986; Turner e Martinek, 1995, Mc Morris e colaboradores, 2018), enfatizam que a performance em um esporte pode estar associada à combinação de conhecimentos cognitivos advindos de experiências em eventos passados e a capacidade do desportista em utilizar a habilidade motora mais adequada para o evento em desenvolvimento.

O desenvolvimento cognitivo a partir de uma integração procedural/declarativa sistemática, faz, proceder, em sua estruturação de memória, a fluência de várias nuances de teor construtivista que permitem uma melhor adequação na esquematização do conteúdo estudado/praticado. Por exemplo, Craick e Lockart (1972) e Winne (2017), fundamentaram esta noção enfatizando uma hipotética escala de armazenamento de conteúdos, na qual itens bem organizados (organização qualitativa) estariam em posições mais alta dessa estrutura do que os menos organizados. Da mesma forma, ou aproximadamente à noção anterior, Muller, Sokol e Overton (1998), teorizaram que a construção cognitiva estaria na dependência da natureza do processamento elaborador das representações mentais, sendo que, conteúdos em posições altas da construção permitiriam um acesso mais rápido e oportuno, facilitando o processamento mental correspondente à tarefa a ser desempenhada.

Estas noções têm, de certa forma, orientado as diretrizes do ensino metacognitivo, introduzindo, à metodologia pedagógica, o pressuposto de que todo e qualquer ensino deve ser dimensionado com base em processamentos voltados a altos níveis de análises mentais. Esta perspectiva, infelizmente não está implícita na maioria dos textos na literatura desportiva, apesar do fato de ser este tipo de análise mental, um potencial fator estratégico na construção do conhecimento inerente a um particular esporte, podendo conduzir este conhecimento a expressivos níveis de metacognição esportiva (Ex., Greco, 1998; Ferraz, 2000 e Silva, 1998; Mc Morris e colaboradores, 2018).

Metacognição, fenômeno que é definido por Brown e associados (1983) e Chamberlin e Sriraman (2019), como uma condição avançada do conhecimento que um indivíduo possui sobre a sua própria cognição é, como este mesmo autor define, um evento intrínseco que regula o uso do melhor recurso cognitivo para responder e/ou adquirir conhecimentos sobre eventos de aprendizagem e performance. Assim sendo, esta se torna imprescindível à boa performance desportiva e, conseqüentemente necessária às condições orgânicas que todo e qualquer atleta deve possuir.

Cognição, em condições metacognitivas ou não, tem, no córtex, o seu "site" de consolidação. Em outras palavras, isto significaria que todo evento de aprendizagem é armazenado em algum lugar do córtex cerebral. Uma das grandes dificuldades anteriormente enfrentadas por estudiosos nesta área foi a de definir, exatamente, o local desta consolidação. A princípio (e graças a avanços no estudo da memória humana), descobriu-se que o material cognitivo relacionado à memória declarativa fica armazenado (consolidado) no córtex temporal médio do cérebro humano (e de alguns outros animais), local onde o conhecimento de procedimentos acontece (provavelmente a origem do material de cognição procedural é o cerebelo) em contribuição para a conjugação de planos e realizações de eventos motores. Na versão integrada de memória, os eventos de organização motora ocorrem no lóbulo temporal médio em integração com uma grande variedade de estruturas e vias nervosas do encéfalo como um todo. Este fato impõe, aos estudos sobre cognição, uma série de questionamentos, dentre os quais se destaca o relacionado ao fenômeno da hemisfericidade e bi-hemisfericidade cerebral.

Estes fenômenos despertam uma série de questões de ordem pedagógica que diretamente se atrelam ao fenômeno da metacognição, sendo hemisfericidade a preferência para processar informações em um dos hemisférios e bi-hemisfericidade o processamento de informações em interconexão hemisférica.

Investigadores da hemisfericidade humana, concluíram que 25% da população apresentam processamento mono-hemisférico, que ocorre em apenas um dos hemisférios, enquanto que 75% desta o faz bi-hemisfericamente (Leary, 2004).

Considerando que esta evidência depende do conteúdo estrutural hemisférico (Bradshaw, 1988; Kaiser e colaboradores, 2000) e que a memória não possui um hemisfério preferencial, torna-se hipoteticamente possível que uma conjugação otimizada entre um específico hemisfério de memória e um específico hemisfério de processamento mental possa resultar em ganhos superiores de aprendizado do que um outro formato entre hemisférios.

De fato, alguns pesquisadores têm aproximado esta possibilidade. Bryden (1990); Gainotti, G. (2018); Vingerhoets, G. e colaboradores (2019), por exemplo, desenvolveram e pesquisaram modelos de funções cerebrais que apontam para uma dominância dos hemisférios cerebrais para processar habilidades específicas, sendo as do hemisfério direito, relativas a processamentos de organizações holísticas e funções não verbais, e o esquerdo, informações analíticas e funções verbais. Além disto, seus estudos têm de uma certa forma apontado para a noção de que uma adaptação dos estilos de ensino às características hemisféricas de cada indivíduo, pode garantir resultados de melhor qualidade desempenho e ganhos de aprendizagem bem maiores.

Teoricamente, portanto, o que se pode deduzir destas previsões é que todo e qualquer processo de ensino esportivo deve ter em conta, a necessidade da ação docente privilegiar conteúdos inerentes tanto à exercitação técnica quanto à de natureza tática do jogo em si, entendendo como tática os componentes de dependências intelectuais das ações a ele inerentes.

Infelizmente, a observação da corrente prática docente no ensino das modalidades esportivas de uma forma em geral, deixa clara uma acentuada tendência de se privilegiar mais o desenvolvimento técnico do conteúdo a ser ensinado, do que os fatores de demandas cognitivas relativas ao jogo propriamente dito. Este fato tem sido enfatizado por vários autores (Teodorescu, 1984; Bailey e Almond, 1983; Starkes, 1987; Thomas, Frenchie e Humphries, 1986) cognitivistas que acentuam a necessidade de se proceder pesquisa centradas em perspectivas menos tecnicistas do que as que correntemente permeiam a literatura nesta área.

Especificamente no que tange ao ensino desportivo, esta tendência parece ser ainda mais marcante, uma vez que, quando utilizada, a pedagogia de ensino a ele associada, tende a ser predominantemente alinhada às fundamentações técnicas e quase sempre orientada sob a visão dos métodos global e/ou parcial de ensino. Em outras palavras, a crítica reside na possibilidade de que o ensino orientado desta maneira possa prescindir das relações táticas que este jogo naturalmente e formalmente possui. Ou como outros autores se expressam, carece do ensinamento das nuances intelectuais imprescindíveis ao desenvolvimento do conhecimento formal da arte de jogar (Ex.: Hughes,1980; Turner e Martinek,1992; Leask, S. (2003), Paszulewicz (2019)).

Assim, considerando-se que o nível de performance de um atleta possa estar fundamentalmente associada à sua competência cognitiva para interagir na ambiência do jogo, sua aprendizagem precisa também ser embasada por ensinamentos e experiências que possam servir à construção do conhecimento declarativo necessário à uma boa performance prática.

Um conhecimento de base construído sob uma orientação dual, ou seja, com ênfase em conteúdos táticos se superpondo aos técnicos, possui persistência de apreensão muito maior do que qualquer outro, que seja viabilizado por metodologias mono-interativas.

Tentando um resumo desta introdução, podemos afirmar que no corriqueiro da aprendizagem desportiva em nosso país, as ações concentram-se mais no desenvolvimento de habilidades mecânicas na conduta motora, não se ensinando tanto para o entendimento, o que, se assim o fosse, facilitaria a tomada de decisões no decorrer do jogo (presença do conhecimento declarativo), alcançando a habilidade intelectual da conduta motora mais adequada ao momento.

Talvez os fatores que mais pesem contra o emprego de metodologias para o desenvolvimento cognitivo no ensino esportivo, sejam a lentidão de aplicação que caracteriza as mesmas e a formação de base especificamente técnica da maioria dos profissionais do ensino esportivo, ignorantes com respeito às noções e, fundamentações teóricas que devem permear o exercício deste tipo de ensino.

Isto, por conseguinte, se constitui uma agravante na execução do ensino técnico, uma vez que, de uma forma geral, a noção teórica que substabelece as várias técnicas correntes de ensino de base faz menção de que o desenvolvimento cognitivo sobre um conteúdo tem a sua formalização influenciada, em grande parte, por várias nuances construtivistas, sendo que a riqueza, amplitude e generalidade de uma tal construção estarão sempre em relação com a qualidade e adequação na organização dos conteúdos a serem aplicados nesta direção.

Por óbvio, tal tendência prende-se ao perfil dos docentes, que apresentam geralmente formação técnica sem a correspondente fundamentação teórica.

Em que pese tal referencial, sabemos que em análises de aprendizagem esportiva, pouca atenção tem sido dada a relação desenvolvimento cognitivo/processo de aprendizagem esportiva. Se considerarmos o fato de ser o aprendizado desportivo uma atividade intimamente dependente do aprendizado declarativo, ou seja, do conhecimento sobre os fatores da dinâmica ambiental que estabelece os limites das variações mecânicas inerentes ao jogo, há grande necessidade de se proceder, estudos, pesquisas e aprofundamento de conhecimentos em tal direção, daí se deduz a necessidade do esforço despendido nesse sentido.

Cabe ainda considerar que apesar do crescimento do número de pessoas, mormente crianças, na prática desportiva, a ausência de metodologia específica é notória, deixando se ver claramente que os programas elaborados para esse ensino, carecem de informações científicas, que permitam estabelecer uma base apropriada do seu ensino, promovendo conhecimentos sobre a natureza do jogo e da forma como o indivíduo na prática aprende quando na prática de jogos e/ou atividades esportivas que não jogos.

Assim será desenvolvida uma análise microscópica da relação entre o aprender e os métodos de ensinar, baseados na premissa de que todo e qualquer processo de ensino esportivo deve levar em consideração, a necessidade da ação docente privilegiar conteúdos pertinentes tanto a exercitação física-técnica quanto à de natureza tática-estratégica do jogo em si, entendendo-se como tática-estratégica os componentes de processamentos mentais intelectuais das ações a relacionados ao tipo do jogo. Também que este ensino precisa estar associado a conhecimentos sobre a hemisfericidade do aprendiz, estratégia que poderá soberbamente contribuir para um aprendizado mais efetivo e qualificado.

REFERÊNCIAS

Bailey, L., & Almond, L. (1983). Creating change: By creating games? In L. Spackman (Ed.), Teaching games for understanding (56-59). Cheltenham: England, College St Paul and St Mary.

Bradshaw, J. L. (1988). *The evolution of human lateral asymmetries: new evidence and second thoughts. Journal of Human Evolution, 17(6), 615–637.*

Chamberlin, S. A., & Sriraman, B. (Eds.). (2019). *Affect in Mathematical Modeling. Advances in Mathematics Education.*

Craik, F. I. M., & Lockhart, R. S. (1972). Levels of processing. A framework for memory research. Journal of Verbal Learning and Verbal Behavior, 11(6), 671–684.

Flavell, J. H., & Wellman, H. M. (1977). Metamemory. In R. V. Kail & J. W. Hagen (Eds.), *Perspectives on the development of memory and cognition* (pp. 3–33). Hillsdale, NJ: Erlbaum.

FERRAZ, P.C.G. Correlação entre o nível de percepção e identificação de processamento
hemisférico. 2000. 11 Of. Dissertação (Mestrado) Universidade Estadual do Rio de Janeiro, Rio de Janeiro.

Gainotti, G. (2018). *Emotions and the Right Hemisphere: Can New Data Clarify Old Models? The Neuroscientist.*

GRECO, P.J. (1998), Iniciação esportiva universal da aprendizagem motora ao treinamento técnico tático. Belo Horizonte: Editora Universitária UFMG.

Hughes, J. (1980). A filosofia da Pesquisa Social. Rio de Janeiro: Zahar Editores.

Leary, M. R. (2004). *Editorial: What Is the Self? A Plea for Clarity. Self and Identity, 3(1), (1–3).*

Leask, Stuart J. (2003) On the presentation and relevance of laterality: a study of psychosis. DM thesis, University of Nottingham.

McMorris, T, Barwood, M., Hale,B J., Dicks, M., Corbett, J. (2019). Corrigendum to "Cognitive fatigue effects on physical performance: A systematic review and meta-analysis" [Physiol. Behav. 188(2018) 103–107], 198(2019) p. 158.

Müller, U., Sokol, B., & Overton, W. F. (1998). *Reframing a Constructivist Model of the Development of Mental Representation: The Role of Higher-Order Operations. Developmental Review, 18(2).*

Pressley, M., Borkowski, J. G., & Johnson, C. J. (1987). *The Development of Good Strategy Use: Imagery and Related Mnemonic Strategies. Imagery and Related Mnemonic Processes, 274–297.*

Starkes, J. L. (1987). *Attention Demands of Spatially Locating Position of a Ball in Flight. Perceptual and Motor Skills, 64(1), 127–135.*

SILVA, V.F.; MATOS, M. Conhecimento de base: variantes de base no processo de transferência de aprendizagem. In: CONGRESSO ESTADUAL DE MATO GROSSO DO SUL, 1., 1988. Anais... [S.I.: s.n.], 1998. p.6-9.

Silva, Vernon et al. (2003) Rev. paul. Educ. Fís., São Paulo, 17(1): 5-15,jan./jun.

Teodorescu, L. (1984). Problemas de Teoria e Metodologia nos Jogos Desportivos. Lisboa. Livros Horizonte.

Thomas, J. R., French, K. E., & Humphries, C. A. (1986). *Knowledge Development and Sport Skill Performance: Directions for Motor Behavior Research. Journal of Sport Psychology, 8(4), 259–272.*

Turner, A., & Martinek, T. (1992). A comparative analysis of two models for teaching games (technique approach and game centered (tactical focus) approach). International Journal of Physical Education, XXIX, 131-152.

Vingerhoets, G. (2019). *Phenotypes in hemispheric functional segregation? Perspectives and challenges. Physics of Life Reviews.*

Winne, P. H. (2017). Theorizing and researching levels of processing in self-regulated learning. British Journal of Educational Psychology, 88(1), 9–20.

CAPÍTULO 1
APRENDIZAGEM MOTORA E SUAS PRINCIPAIS TEORIAS

Autores:
Vernon Furtado Silva
Silvia Teixeira Pinho
Célio José Borges
Luis Felipe Silio
Luis Gonzaga O. Gonçalves
Bráulio Nascimento Lima
Ricardo Pablo Passos
Guanis de Barros Vilela Junior

  A aprendizagem humana é um fenômeno espetacular em todos os aspectos que ela encerra. Não existe forma de explicar ou até mesmo especular sobre uma forma de vida sem a ocorrência de aprendizagem e, muito embora a condição de aprender menos, ou mais, seja algo, até certo ponto, inerente a ditames divinos, muitos são os fatores que contribuem para isso. Juntos, estes fatores podem justificar as diferenças gerais entre os homens e as sociedades por eles formadas.
  Um dos fatores que mais representam a capacidade humana de aprender está fundamentalmente relacionado com a propriedade do seu sistema nervoso. Por ser o homem neuroquímico em tudo que realiza e, de ter, a propriedade do seu sistema nervoso, dependência da sua neuroquímica, todas as suas capacidades potenciais, incluindo a de aprender, estão, fundamentalmente a ela associada.
  Graças a um sistema nervoso complexo, o homem pôde desenvolver uma multiplicidade de conhecimentos que lhe permitiram fazer conjecturas proximais sobre outros planetas, facilitar a forma do seu viver e, inclusive ir à lua, um feito decorrente de uma fantástica capacidade de abstração que as experiências e vivências do mundo permitiram ao mesmo desenvolver. A abstração do homem, na sua essência, representa o grande segredo que permitiu o seu evoluir para o atual estágio de correspondência terrena e que se reflete na sua capacidade e potencialidade de intervir no mundo de maneira sustentável e em respeito a todos os animais

que aqui habitam (pelo menos em relação aos que podem ser vistos ou sentidos). Viver não é muito mais do que se aprender sobre o mundo, as coisas do mundo (incluindo o próprio corpo) e das relações entre elas. Nesta dimensão, a aprendizagem humana caracteriza-se pelo fazer encerrar, em seu sistema nervoso, entendimentos sobre milhares e milhares destas relações, alicerce da sua integração ao seu ambiente. A adequação desta integração é, em grande parte, determinada pela dimensão do conhecimento que o mesmo detém sobre o universo de seu habitat e sobre ele mesmo. Ou seja, ao quantitativo e qualitativo da sua cognição. Neste sentido, a cognição humana representa a aprendizagem constituída em qualquer que seja o quantitativo e teor.

Considerando-se estes fatores sob forma (como não poderia deixar de ser) inter relacionada, passemos, agora, à definição de cada um deles.

Aprendizagem pode ser definida como:

> "O processo orientado por meio de funções mediadas pelas estruturas e mecanismos encefálicos em vertentes operacionais isoladas e/ou interativas, sobre eventos inerentes ao organismo e ao ambiente."

Cognição pode ser definida como:

> "Produto em memória resultante das interações produzidas por estruturas e mecanismos encefálicos em gestões operacionais organizadas sobre eventos de relação orgânica e/ou ambiental e, entre eles."

Sob todos os aspectos, aprendizagem e cognição são fenômenos interligados e interdependentes. O desenvolvimento de um implica na evolução do outro. A dependência entre eles institui funções neurais também distintas, as quais se apresentam sob formas de processo (aprendizado) e produto (cognição). Em outras palavras, a forma do processo de uma aprendizagem constitui o produto cognitivo a ele referenciado.

A forma de se definir aprendizagem e cognição varia entre autores, fato decorrente das percepções, compreensões e que os mesmos possam ter sobre os dois fenômenos. Por tais motivos, o processo aprendizagem tem também sido definido homologamente à cognição nos seguintes termos:

". . . uma mudança no comportamento resultante da experiência" (Fonseca, 1995).

Quando se tratando de aprendizagem associada a eventos psicomotores, o termo motor é acrescentado para defini-la em relação bastante específica da seguinte maneira:

". . . Mudanças no comportamento motor, associadas à prática e a experiência, que garantam a eficiência do movimento locomotor"

Apesar do termo aprendizagem poder ser realmente associado a um ato de memorização, no entendimento de alguns autores, incluindo-me entre eles, o outro termo, cognição, poder-se-á aplicar melhor a tal fenômeno. Isto porque, se considerarmos, as diferentes formas de armazenamentos temporários, que podem ser concebidos nas várias memórias que o homem possui, poderemos, conceber como certa a existência de uma aprendizagem sensorial (temporária), uma aprendizagem intermediária (de curta duração) e uma outra mais duradoura, ou seja, uma aprendizagem mais estável e durável (de longa duração). Todas elas garantidas, neuralmente, por um estado químico de "armazenamento" proporcional. A justificativa aqui então seria a de que, por estes motivos, o termo cognição é mais racional de ser aplicado ao conteúdo final da transformação de um estímulo (evento) em um pensamento e/ou, ação motora, guardado em forma mais definitiva no cérebro.

De qualquer modo, aprendizagem (ou cognição) é, em essência, um atributo do nosso sistema nervoso configurado por meio de processos e mecanismos neurofisiológicos no nosso cérebro e, resultante das experiências do nosso organismo com ele próprio e com as coisas do mundo. Desta forma então, a aprendizagem pode ser pensada como sendo uma mudança de comportamento ou de conduta, relativamente estável e durável, consolidada por e nos neurônios cerebrais de um indivíduo que aprende.

    Para um direcionamento técnico orientado para o processo de ensino/aprendizagem motora (ou outro tipo de aprendizagem) pode-se conceber estes processos em duas direções imediatas: (1) a aprendizagem sobre o corpo e (2) a aprendizagem sobre as relações deste com o mundo que se produzem por meio de interações entre três complexos orientadores: (CS) sociocultural, (CE) emocional, (CN) neurobiológico e (CA) ambiental conforme descrição mostrada na Figura 1.1 (mais abaixo).

    O conhecimento, até hoje expandido, sobre estes complexos, resultam de um longo tempo investido por estudiosos e cientistas, nas áreas das ciências biológicas e humanas, os quais, por meio de genialidade e perseverança científica têm demonstrado algumas das múltiplas relações interativas, entre eles, e a aprendizagem humana, de uma forma em geral.

Figura 1.1 Complexos orientadores inerentes a aprendizagem humana.

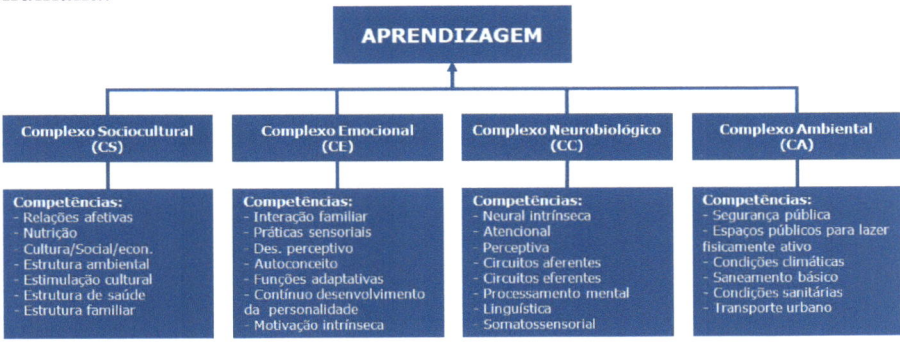

Fonte: Próprio autor.

Embora os referidos complexos não esgotem todas as competências associadas àquela aprendizagem, estes exemplificam a maioria delas e promovem uma satisfatória noção sobre a referida interatividade. Além disso, aquele amplo conhecimento tem, ainda, servido de bloco construtor para uma variedade de teorias que subsidia a continuidade da pesquisa na área, e também o trabalho aplicado ao ensino de uma forma em geral. E se falando de teorias, torna-se oportuno aqui, definir-se o que uma Teoria é.

Teorias, por definição e essência são constructos que buscam explicar relações entre fenômenos. Estas são normalmente abordadas em especificidade com a natureza da área de estudo ao qual promove estruturação de base. Na sessão seguinte, este assunto será abordado com o objetivo de se concretizar o entendimento do leitor sobre as bases teóricas da aprendizagem humana.

Teorias de aprendizagem

Uma Teoria é normalmente pensada como sendo a representação de uma variedade de elementos de conhecimentos gerados a partir de observações, constatações, experimentações e deduções sobre fenômenos da vida e da natureza (física e humana) que se somam sob forma de (a) leis, (b) constructos hipotéticos (c), postulados e (d) definições coordenativas. Assim sendo, podemos definir uma teoria como constituídas por explanações abstratas sobre um grupo de leis e fatos que dão suporte teórico à pesquisa e concepções metodológicas em uma área de estudo. Para estar em nível de aceitação científica, uma teoria precisa oferecer condições para teste de sua validade, conforme afirma Popper (1985). Este é um pressuposto básico para aceitação de uma teoria como tal.

Apesar da necessidade dos atributos referidos, muitas delas (não raro, representam apenas *concepções teóricas* e não *teorias* no sentido *stricto sensu*) foram formuladas em torno do fenômeno da aprendizagem humana, sendo que dentre elas têm se destacando as de base conexionistas (relação objetiva entre estímulo-resposta - E-R) que refletem uma condição de necessidade da compreensão dos efeitos produzidos por conexões entre um estímulo e uma resposta específica. As teorias nesta categoria têm em Thorndike e Hull os seus principais elaboradores e defensores (SCHUNK, 2012).

Posteriormente, Tolman distinguiu a efetividade na relação entre E-R atribuindo valores conseqüentes a fatores tais como motivação, interesse e tendências, bem como a estímulos anexos a funções autônomas tais como as reguladoras do apetite e da fisiologia orgânica de uma forma em geral. Uma outra previsão teórica associada à mesma corrente de estudos foi liderada por Lewin e outros seus contemporâneos, cuja noção principal, foi a que atribuía a sistemas superiores internos (organismo neural) a integração e conseqüente aprendizagem sobre os elementos oriundos das fontes sensoriais do corpo. Esta interpretação foi dinamizada por Skinner em um modelo teórico que explica a aprendizagem como decorrente do condicionamento operante gerado pelo organismo em reciprocidade a um estímulo específico. Para tanto, Skinner associou o reforço de feedback (correto) como sendo o elemento principal à formatação de um comportamento aprendido (SCHUNK, 2012).

Todas as concepções que envolveram as supostas teorias, sucintamente apresentadas acima, caracterizam-se em grande parte como as versões teórico-pedagógicas sobre a natureza da aprendizagem humana. Por outras palavras, as mesmas estão implicitamente associadas a leis e fatos que podem orientar uma pedagogia de ensino, mais sem um conteúdo que possa explicar o "porque" sobre as leis e fatos que regulam, na prática, aquela aprendizagem. Por exemplo, o ato de uma criança aprender, aos cinco anos de idade, a passar alternadamente entre 10 cones dispostos a 0,50 centímetros entre eles, variando o lado de entrada do corpo (ora direito, esquerdo, de frente, de costa . . .) com rapidez e sem esbarrar neles é uma tarefa bastante complexa para ser executada nesta idade. Todavia, após um período razoável de tempo (uma semana) a tarefa pode ser realizada por um número grande delas. A que se pode atribuir este desenvolvimento em habilidade motora? Isto é, como explicar mudanças tão consideráveis em tão pouco tempo de prática?

Sob uma visão pedagógica poder-se-ia dizer que o treinamento fez promover uma maior coordenação do corpo como um todo, aumento da percepção espacial/temporal e equilíbrio dinâmico da criança, fatores que razoavelmente podem explicar tais tipos de mudanças. Estes, contudo, apesar de verdadeiros, explicam apenas o "que" do desenvolvimento. O "porque" causal depende de uma explanação neurológica (e se possível neuroquímica), sobre as mudanças ocorridas entre a performance exibida inicialmente (antes do programa de educabilidade motora) e a outra mais eficiente demonstrada após o programa. Explanações deste tipo normalmente dependem pelo menos de uma contextualização teórica fundamentada nas causas neurofuncionais que subsidiam esses tipos de mudanças. Ou seja, uma explicação pautada em fatos e leis, em um nível de análise profundo que somente uma boa teoria permite realizar.

Schmidt (1988) enfatiza, referencialmente aos níveis de análises, que um fenômeno deste tipo pode ser estudado da maneira seguinte:

> ". . . questões que se referem a explanações precisam ser tratadas em níveis de teorias. Teorias são explanações abstratas sobre várias leis e fatos existentes em uma área de estudo. Basicamente elas anexam um grupo de leis que podem promover noções sobre processos e mecanismos ..."

Schmidt, nesta exposição, defende a noção de que a explicação do fenômeno (e não a descrição do mesmo) somente pode ocorrer por meio da amostragem dos mecanismos e processos neurais responsáveis pela estruturação do fenômeno e que podem estar implícitos em uma teoria bem formulada.

Esta concepção já havia sido, há muito, explorada por alguns neurocientistas, dentre eles, Hebb (1949) em um clássico da neurofisiologia denominado *A Organização do Comportamento*. Para ele, a forma mais racional para se entender sobre o processo de aprender (memorização) deveria estar anexa a explicações de como os eventos sensoriais são internamente organizados por meio das atividades do SNC. Para explicar esta noção, Hebb formulou o conceito sobre grupamentos neuronais que caracterizam os esquemas ou engramas de aprendizagem. Estes pontos teóricos essenciais estão presentes na maioria das teorias neurofísicas que foram formuladas desde então (A concepção hebbiana será apresentada, em maiores detalhes, quando da exemplificação sobre o fenômeno da aprendizagem neural).

Embora distintas em termos de níveis de análise, tanto as concepções teóricas quanto as teorizações formuladas a respeito da aprendizagem humana têm facilitado o nosso entendimento em termos de como aprendemos sobre o nosso movimento. A integração destas, portanto, é uma estratégia adequada para o estudo nesta área e por isto tem sido expressa em forma de blocos teóricos configurados por interpretações comportamentalistas e cognitivistas de vários autores. Dada a importância daquelas interpretações, uma breve descrição das mesmas será realizada no próximo capítulo.

CONCLUSÃO

Neste capítulo foram contextualizados conceitos fundamentais da aprendizagem na perspectiva que norteará todo este livro: a esportiva. O conceito de aprendizagem foi definido enquanto processo de reestruturação neuropsicomotora e sua consolidação por meio de redes neurais que se especializam e refinam o controle do movimento aprendido. Este movimento habilidoso é fruto da eficiência, ou seja, com o menor gasto energético possível, no menor tempo possível e com a menor chance de ocorrência de algum eventual erro. A cognição por sua vez, compreendida enquanto elemento central da gestão operacional de mecanismos e estruturas que ocorrem no sistema nervoso e muito especialmente no encéfalo. Foram apresentadas e discutidas os quatro complexos que se imbricam na consolidação da aprendizagem, o sociocultural, o emocional, o neurobiológico e o ambiental. Fundamentou-se assim, um paradigma sobre o qual serão discutidas questões de desenvolvimento e controle neuromotor, notadamente, no esporte e suas infinitas possibilidades diante de novos desafios.

REFERÊNCIAS

Fonseca, V. D. (1995). Introdução às dificuldades de aprendizagem. Porto Alegre: Artes Médicas.

Hebb, D. O. (1949). The Organization of Behavior: A Neuropsychological Theory. New York: Wiley.

Popper, K. (1985) A lógica da pesquisa científica. São Paulo: Cultrix.

Schunk, D. H. (2012) Learning theories an educational perspective. Boston: Pearson.

Schmidt, R. A. (1988) Motor control and learning: A behavioral emphasis. Second Ed. Illinois: Human Kinetics Publishers.

Capítulo 2

Comportamento e desenvolvimento de atividades motoras
A teoria comportamentalista

Autores:
Vernon Furtado Silva
Guanis de Barros Vilela Junior
Luis Felipe Silio
Angeliete Garcez Militão
Célio José Borges
Bráulio Nascimento Lima
Ricardo Pablo Passos
João Rafael Valentim Silva

A teoria comportamentalista ou ambientalista (como alguns a definem) teve, em Pavlov, talvez o seu mais brilhante precursor. No decorrer de um estudo no qual um animal (cachorro) era condicionado a salivar mediante o som de uma campainha, este cientista mostrou que a aprendizagem pode ser entendida como ocorrendo em decorrência da estruturação de reflexos condicionados por meio da substituição de um estímulo por um outro. A evidência de resultado de aprendizagem, ocorrendo sob a forma de condicionamento foi mostrada na condição em que o emparelhamento de estímulo em condicionamento (campainha) com um em não condicionamento (comida) resultava (após sucessivos emparelhamentos) na produção da mesma resposta decorrente do emparelhamento (o salivar do cachorro diante da apresentação de um bife) quando apenas o som da campainha (estímulo condicionado) era apresentado para o animal (SCHUNK, 2012).

Dois outros brilhantes comportamentalistas que marcaram, em grande estilo, esta área das ciências humanas foram Edward Thorndike e B. F. Skinner. Tanto um, quanto o outro autor, acreditava que a estruturação de um comportamento é dependente das conseqüências que a ocorrência do comportamento produz. A consolidação da habilidade da pessoa para repetir este comportamento depende, fundamentalmente, do uso metodológico de dois potenciais reguladores do processo de aprendizagem que são: 1) eventos de recompensa e ou 2) eventos de punição que devem acompanhar, em instantes imediatos, a resposta executada. Vários estudos realizados com base nesta fundamentação metodológica têm revelado que respostas procedidas de recompensa são aprendidas enquanto que as não recompensadas diminuem a probabilidade de serem repetidas. Em um sentido amplo, Thorndike e Skinner não divergem em termos das concepções que adotam para explicar as mudanças em comportamento que um indivíduo experimenta durante a sua evolução no processo de aprendizado. A diferença que se observa entre as suas concepções é relativa apenas à forma com a qual estas são aplicadas. Enquanto Thorndike propõe a utilização de estratégias de recompensa e ou punição como formas potencializadoras da ligação (link) entre estímulo e resposta (E-R), Skinner advoga a aplicação destes incentivadores sobre a resposta propriamente dita, fazendo aumentar a probabilidade da sua posterior repetição. É sua também a concepção da "modelagem" do comportamento, aliás, um dos principais pontos por ele enfatizados. A idéia de Skinner é que diante do uso estratégico de reforços de aprendizagem, o aprendiz vai gradativamente se aproximando da execução do comportamento desejado, até atingir o status de execução correta (ou aprendizagem da forma correta na execução da ação).

Uma das mais contundentes críticas já feitas à teoria comportamentalista é a que se refere à implícita passividade do modelo neural de processamento mental por ela pressuposta. Esta insatisfação transparece claramente na teoria da aprendizagem social de Albert Bandura (1982) que articula, por meio de visões conceituais mais dinâmicas, a forma pela qual o organismo operacionaliza as relações ambientais, na estruturação da cognição de eventos de E-R. Assim como todos os autores comportamentalistas, Bandura atribui um potencial papel ao esforço de aprendizagem na moldagem do comportamento. Parte desta modificação, entretanto, é tida na visão deste autor, como decorrente do processo de imitação do comportamento adequado que o aprendiz inicialmente internaliza e que durante o desenvolvimento da aprendizagem, tenta gradualmente reproduzir (imitar).

Apesar de que grande parte dos conceitos constituídos na teorização comportamentalista seja tida como não apropriados à filosofia educacional contemporânea, o problema, ao que nos parece, deve estar mais relacionado à forma pela qual tais conceitos são interpretados do que à eficácia do método propriamente dito. O sucesso advindo da aplicação destes conceitos em variações de ensino prático e teórico em programas dirigidos à educação intelectual e motora de crianças normais e especiais nos dirige à esta conclusão. O que pensamos dever ser observado quando da utilização da abordagem comportamentalista como substrato orientador do processo de ensino é o conhecimento afetivo da sua essência e da correta utilização dos seus conceitos e princípios. Ou ter bem definida a sábia noção de que antes de se tentar encontrar a melhor metodologia de ensino, mais aconselhável seria se definir a metodologia que melhor se aplica ao momento do processo.

Uma orientação que poderia ser adotada para o desenvolvimento de uma atividade incluída em um programa educativo constituído sob a visão da abordagem comportamentalista poderia ser, por exemplo:

1. Definição das metas ou objetivos a serem alcançados;
2. Aplicação de um teste de base (pré-teste);
3. Organização do meio ambiente (de forma a torná-lo propício às atividades a serem desenvolvidas);
4. Organização de um plano de "checagem" de cada etapa vencida na direção do objetivo final;
5. Utilização de procedimentos incentivadores (recompensa e punição) como reforço, às respostas corretas (comportamento adequado), em todos os estágios das etapas de aprendizagem. Ou seja, durante o processo de ensinar os conteúdos planejados para as aulas.
6. Outras orientações que estejam interligadas ao princípio da observação do comportamento do aprendiz, este resultante da resposta do aprendiz para os estímulos cogitados pelo professor/instrutor.

Embora a concepção expressa na abordagem comportamentalista tenha, sobremaneira, contribuído para um melhor conhecimento sobre como os fatores endógenos e exógenos interagem no desenvolvimento e aprendizagem da criança, a necessidade de explicar a sua natureza criativa quando da realização de tarefas complexas levou alguns estudiosos a buscarem explicações sobre que fatores poderiam melhor explicar o desenvolvimento destas habilidades no homem. Praticamente o que ocorreu neste sentido, foi à anexação das teorias acima referidas, em um modelo de desenvolvimento cognitivo muito mais dinâmico do que os anteriormente propostos. A grande ênfase em processos e estruturação de memória garantiu à esta nova perspectiva do desenvolvimento humano, a denominação de *teoria cognitiva*. Como se pode observar da literatura pertinente, vários são os referenciais associados a Teoria Cognitiva, embora todos convergentes em essência.

Teorias Cognitivas

Enquanto a direção do estudo sob a visão da abordagem comportamentalista se dirige à análise das influências que o meio ambiente pode exercer sobre o comportamento, cognitivistas de uma forma em geral estão mais interessados em entender como a pessoa internaliza e interpreta a diversidade das informações ambientais que os seus sentidos alcançam em referência a ele (ambiente). Diferentemente das preposições comportamentalistas que explicam a aprendizagem humana como uma forma de treinamento de respostas para estímulos específicos, a ênfase da teoria cognitiva é a extensão do conhecimento que a pessoa detém sobre eventos de estímulos e respostas (E-R) e a sua capacidade de abstração para operacionalizá-los. Por conseguinte, o desenvolvimento do conhecimento sobre a diversidade das relações que podem ser estabelecidas entre eventos de E-R e/ou sobre as particularidades destes eventos são os principais elementos que compõem o racional de base na formulação das teorias centradas no cognitivismo. O cerne de referência é que qualquer conhecimento adquirido passa a representar um "mapa" cognitivo, base referencial para análises perspectivas futuras. Além disso, a construção do referido mapa é principalmente dependente da capacidade perceptiva do indivíduo, dos agentes motivadores daquela construção (reforços) e repetição da ação (prática).

Para Piaget (1952), um dos principais proponentes da teoria cognitiva, o processo de desenvolvimento deste mapa ocorre por meio da intermediação recíproca entre o indivíduo e o meio ambiente. O ambiente interagindo sobre o organismo, e este sobre o meio ambiente. Ele define ainda que esta reciprocidade tem uma relação de dependência com vários fatores, incluindo o crescimento biológico, experiência, dialética social (por exemplo, a afetividade da relação com os pais) e estabilidade interna do indivíduo.

Mais especificamente associada à aprendizagem hábil-motor do homem, esta Teoria talvez tenha em Richard A. Schmidt, o seu principal articulador. Na sua clássica e bem formulada Teoria do Esquema (1975) este autor estabelece uma das mais compreensivas e aceitas explicações em relação ao processo da criatividade motora, explicação esta, configurada diante de argumentos muito bem associados à neurofisiologia da aprendizagem. Seus postados argumentos são estruturados a partir de análises que o organismo processador de informações, do aprendiz, promove em relação a três pontos referenciais. Ou seja, (1) análise sobre as condições iniciais do seu corpo em relação ao ambiente e deste em relação ao seu corpo, (2) resultado desejado em termos do evento a ser aprendido e, além destas, (3) análises sobre feedbacks próprios e exteroceptivos que precisam ocorrer para que o evento seja adequadamente executado. As mesmas operacionalizações procedem em torno da aprendizagem hábil-motora (SCHUNK, 2012).

As análises acima descritas são realizadas em função de práticas (e conhecimentos) anteriores, o que conseqüentemente, faz o aprendiz recorrer a sua memória de longo prazo (ou a de curto prazo quando o evento está sendo aprendido no momento) para "aprender mais" sobre o evento em pauta. A ação mental utilizada pelo aprendiz, na busca de conteúdos, pode ser entendida como um *processo de recordação*. Uma outra atividade mental inerente, a que procede em monitoração da ação em desenvolvimento, é a normalmente referida como pro*cesso de reconhecimento*.

Passemos então à descrição de um modelo de desenvolvimento teórico, como o preconizado por Schmidt (1975), partindo-se do princípio que normalmente quando um indivíduo está aprendendo uma habilidade motora, se faz necessário que o mesmo repita várias vezes o evento para que o instrutor possa saber se um processo de aprendizagem está ocorrendo. Utilizando-se, do processo de *recordação*, o aprendiz pode bem buscar dados para a construção de um plano para a ação motora que preencha a tarefa em demanda e, a partir do início da sua execução, verificar se a mesma está se desenvolvendo de acordo com o plano previamente elaborado na mente (por meio do processo de reconhecimento), conforme caracterizado na Figura 1.2.

NOTA: O leitor deve considerar as partes A, B e C desta figura como sendo análogas. A divisão foi feita apenas para facilitar a compreensão dos processos inerentes a um evento de aprendizagem.

Figura 1.2A, 1.2B e 1,2C Níveis associados às correspondências neurais das etapas de desenvolvimento do processo de aprendizagem segundo a Teoria do Esquema de Schmidt, 1975.

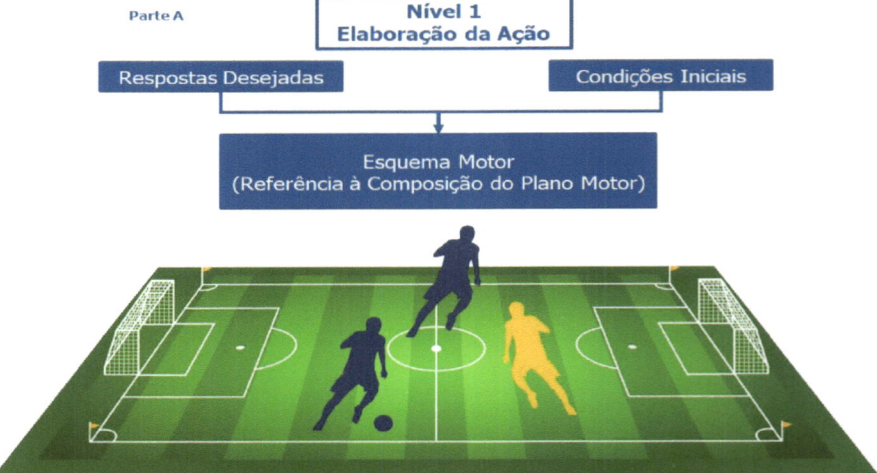

Explicação Parte A: Momento em que o córtex (preferencialmente o córtex frontal) aciona todos os ramos do sistema processador determinando o início de um plano motor para atender a solicitação ambiental (e/ou a partir da vontade). Em primeira instância são envolvidas as áreas sensoriais e respectivas memórias (visual, auditiva, somestésica, outras de alta organização e, quando necessário, a olfativa ...) para a determinação das condições iniciais do corpo em relação à resposta desejada. A referência para a ação, então, é o esquema motor que promoverá as bases para esta (ação em resposta ao meio ambiente ou à vontade interna).

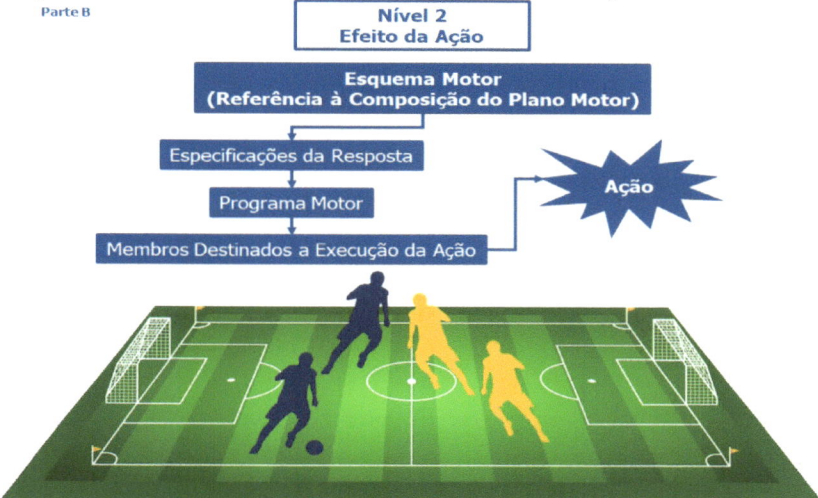

Explicação Parte B: Tendo estimado as relações sensoriais em uma forma ampla, o córtex busca operar esta estimativa (do corpo em relação ao meio ambiente e comparativamente a ação a ser produzida) com base em vivências anteriores (memórias de eventos anteriores) em referência ao esquema motor existente para a modalidade da ação. Emerge, então, desta operação, as especificações motoraes pensadas ser adequadas à situação. Estas especificações (quantidade de força, seqüência de músculos, direção do movimento, além de outras) se incorporam a um programa motor básico e daí, para os membros selecionados (de acordo com o programa motor) para a execução da ação. Vale a pena se ressaltar aqui, o magnífico papel do cerebelo, fornecendo um esquema dos músculos a serem envolvidos, bem como no controle corretivo para o sucesso da ação.

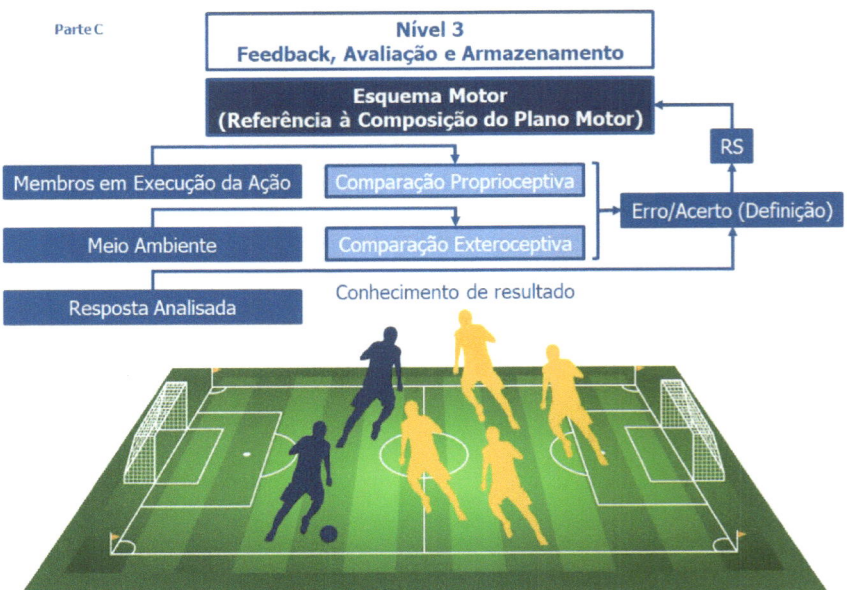

Explicação da parte C: A partir da ação em execução/executada os músculos (por meio de mecanismos tais como os fusos neuromusculares, órgãos tendinosos de Golgi, corpúsculos de Paccini, Ruffini e outros) transmitem ao córtex, via cerebelo, informações sobre como o corpo está atuando/atuou na ação. O cerebelo é um comparador da ação, uma vez que recebe, antecipadamente ao início da ação, detalhes sobre como ela deverá ocorrer. Tendo, pois, tais detalhes e recebendo informações sobre a ação ocorrendo/ocorrida, pode ele comparar e detectar erros e acertos. Detectado um erro, e se o tempo permitir, o cerebelo pode corrigi-lo. Se não, informa, ao córtex, sobre o referido erro (Para que o córtex não planeje mais aquela ação, nos mesmos moldes. No caso de acerto entre o plano e a ação, o córtex também é informado. Esta informação se define como um reforço subjetivo para o aprimoramento do esquema utilizado. Nota: Observar que a abreviatura, RS, no losango, quer dizer reforço subjetivo (Parte C).
Fonte: Próprio Autor.

Elaborado o Programa, este é então enviado para os membros operacionalizadores da ação (intermediadores da ação, já que quem a operacionaliza é o cérebro). A sequência (mostrada na parte B, abaixo) é: Esquema motor, especificação da resposta para um programa motor, membros programados para a ação e a ocorrência da ação.

Assim e de acordo com a esquematização mostrada na Figura 1.2A (acima), no nível 1 de elaboração da ação o organismo processador (do executante) "analisa" as condições iniciais do ambiente e do corpo e, a seguir, estabelece uma relação destas percepções com as informações contidas no esquema orgânico (por meio de uma composição mental). Esta tarefa é feita com o objetivo de se definir as variantes que preenchem os requisitos à ação motora planejada. A partir daí o mesmo sistema processador especifica os componentes da ação (tendo como referência os conteúdos do esquema compatível) para a formulação de um programa de ação (ação motora) a ser vinculado aos músculos programados para a ação.

Após a execução da resposta (ação), os feedbacks que emanam do corpo, do meio ambiente e da resposta propriamente dita, são utilizados, pelo aprendiz, de forma que este possa (seu cérebro) ter uma melhor compreensão tanto sobre como a ação foi desenvolvida, quanto do seu resultado (correspondeu ao plano ou não?). Em correspondendo, teria sido esta uma resposta adequada? Poderia ser melhor?

Os feedbacks são de ordem: 1) proprioceptiva (tais como informações sobre a direção do movimento sentida no corpo, graus das contrações musculares e seqüência dos membros utilizados), condições que são, posteriormente, percebida pelo córtex, 2) exteroceptiva (inclui as informações visuais e auditivas inerentes a ação como um todo) e um terceiro, 3) que se compõe por meio de informações sobre o resultado da ação propriamente dita, ou seja, o conhecimento de resultado que o aprendiz recebe do instrutor (ou alguém tentando ajudá-lo no processo de aprender). Os feedbacks acima referidos estão mostrados na parte C (abaixo).

Juntos os feedbacks proprioceptivos, e exteroceptivos e conhecimento de resultado, fornecem as diretrizes à composição da aprendizagem e subsídios para correção e controle de distorções possíveis de ocorrência durante o processo de aquisição hábil-motora.

Uma explicação, oriunda da Teoria do esquema, que é muito bem aceita pelos estudiosos, pesquisadores e professores, vinculados à área da aprendizagem motora é, a que se refere a criatividade hábil-motora. O princípio que baseia a explicação é o da variabilidade de prática. Ou seja, uma metodologia de ensino que prime pela diversidade de contextos e situações de ensino certamente tem muito mais probabilidade de vir a garantir uma maior condição de criatividade para o aprendiz do que outras que apenas pela repetição e sistematicidade destes elementos. A lógica é a de que a variabilidade de prática (e de contextos) exige níveis de análises mentais muito mais abrangentes e complexos do que no outro caso, imprimindo, ao cérebro do aprendiz, um desenvolvimento mais fértil em termos da lógica e estratégias que devem permear um comportamento motor adequado. De fato, esta lógica que é pertinente ao princípio do construtivismo neural (e a teoria construtivista) é reconhecida hoje como realmente pertinente à formação do conhecimento metacognitivo, condição que permeia a competência abstrativa necessária a um comportamento atlético habilidoso.

Portanto, de acordo com a teoria dos esquemas, quando um professor a define como base para o processo de instrução a ser vinculado às suas aulas, o mesmo deve:

Contextualizar a aprendizagem de forma que o aprendiz tenha que se envolver em processos de análises sobre a "formatação" da ação. (Observar que contextualizar significa instituir demandas de raciocínio à compreensão da tarefa)

Promover mudanças constantes no meio ambiente, variando o material de apoio à prática das tarefas em aprendizagem.

Variar o tipo de prática, de modo que um mesmo objetivo seja alcançado por meio de diferentes configurações.

Usar feedback de forma constante (mas adequadamente), principalmente no princípio do processo, momento no qual o aprendiz ainda não domina os conceitos inerentes ao conteúdo a ser aprendido.

Cobrar, do aprendiz, exercícios mentais nos quais o mesmo destaque diferente maneiras de executar a tarefa em aprendizagem.

A Figura 1.3 facilita a compreensão da relação entre contextualização e qualidade de aprendizagem. Notar que qualidade de aprendizagem é mostrada como relacionada a alta cognição.

Figura 1.3 Organização esquemática da estruturação de alta e baixa cognição em função de conteúdos contextualizados, não contextualizados, implícitos em técnicas construtivas de ensino.

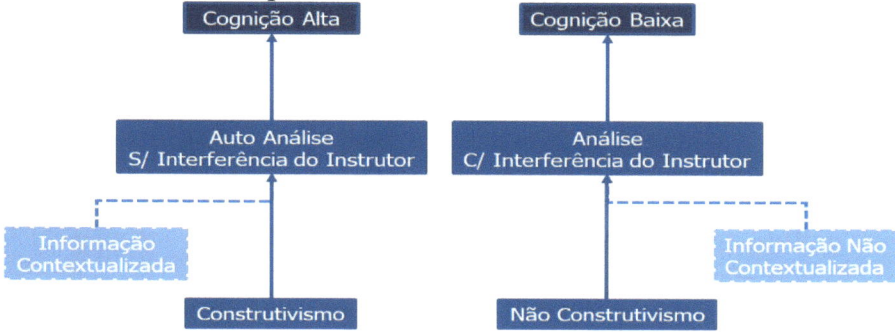

Fonte: Próprio Autor

As iniciativas, implícitas na Teoria do Esquema, como bem mostra a literatura contemporânea, certamente permite que o aprendiz possa, realmente, construir um organismo mais competente para tratar com as demandas que o ambiente normalmente impõe ao corpo quando em interação recíproca.

Embora as duas linhas teóricas, ou seja, a do comportamentalismo e a do cognitivismo, apresentadas acima, tenham grandemente influenciado a metodologia e a pesquisa nas várias subáreas de estudo do desenvolvimento e aprendizado hábil-motor da criança e sejam, ainda hoje, reconhecidas como de ampla validade à estruturação das questões ainda sem respostas nestas áreas, algumas limitações, intrínsecas aos seus pressupostos, recomendaram a busca por um novo paradigma que pudesse suprir tais limitações. Dentre estas limitações, a mais crítica seria a relacionada à validade ecológica dos estudos que deram base para o desenvolvimento daquelas duas linhas, condição apontada por defensores da Teoria da dinâmica do organismo humano (SDOH), como não devidamente atendida por elas.

CONCLUSÃO

Dentro do contexto de que toda visão teórica relacionada à natureza da aprendizagem humana precisa ser expressa em interação com a realidade ecológica do processo, esta abordagem pretende preencher as lacunas visíveis em teorias antecessoras. Menos prescritiva do que as teorias comportamentalistas e as cognitivistas, a abordagem dos SDOH atenta para a representação conjugada das variantes não cognitivas (mas de dinâmica independente) que permeiam a relação de interação entre o corpo do homem e o seu ambiente de aprendizagem.

Embora não esteja no objetivo deste Capítulo a promoção de uma discussão detalhada sobre a concepção estrutural desta mais recente abordagem, parte da sua concepção será aqui apresentada de forma superficial e interligada às teorias de desenvolvimento e aprendizado motor. Isto é, dentro das perspectivas teóricas análogas aos Sistemas Dinâmicos do Movimento Humano (SDM) que veremos a seguir.

REFERÊNCIAS

Bandura, A. (1982). The assessment and predictive generality of self-percepts of efficacy. Journal of behavior therapy and experimental psychiatry, 13(3), 195-199.

Piaget, J., & Cook, M. (1952). The origins of intelligence in children (Vol. 8, No. 5, p. 18). New York: International Universities Press.

Schunk, D. H. (2012) Learning theories an educational perspective. Boston: Pearson.

Schmidt, R. A. (1975). A schema theory of discrete motor skill learning. Psychological review, 82(4), 225.

Capítulo 3
Abordagem dos Sistemas Dinâmicos do Movimento Humano

Autores:
Vernon Furtado Silva
Luis Felipe Silio
Guanis de Barros Vilela Junio
Angeliete Garcez Militão
Célio José Borges
João Rafael Valentim Silva
Bráulio Nascimento Lima
Ricardo Pablo Passos

De acordo com Newell e colaboradores (1989) e vários autores subseqüentes, sob a perspectiva dessa visão para o estudo do desenvolvimento hábil-motor da criança, a emergência deste desenvolvimento deve ser compreendida como dependente de alguns restritores específicos à dinâmica da sua ação motora. Estes autores ainda defendem a noção de que, em qualquer instância de ocorrência, a ação estaria refletindo o nível de interação entre forças oriundas do organismo neuromuscular e de outras não musculares ligadas ao próprio organismo e ao meio. Sob esta forma de interação, as ações impostas à realização de uma tarefa motora (em situação de aprendizagem e performance) gerariam forças reativas que precisariam ser acomodadas, isto é, vencidas pela dinâmica atuante.

Oriundas, portanto, do ambiente em contra-ação às forças implícitas no movimento, as contrárias se constituíram sob a forma de restritores proporcionais (proporcionais às condições de realização da tarefa do executante) à carga das ações envolvidas na ação objetiva. Esta proporcionalidade decorrente do nível de restrição à dinâmica de uma determinada ação pode ser evidenciada por meio da análise comparativa do arremesso de uma bola para o jogo conhecido como "handball" realizado, por exemplo, por um adulto e uma criança. Em tal tarefa, a variedade de restritores atuando em contra-ação à dinâmica imposta ao arremesso pode ser pensada como proporcionalmente compatível aos seguintes elementos, entre outros: (a) quantidade de força que cada um pode aplicar à ação, (b) relação entre a bola e o tamanho da mão dos arremessadores e (c) nível de habilidade dos mesmos para definirem, em relação às traves (limitadoras do espaço para ocorrência de um gol), o melhor espaço para o arremesso da bola.

A partir do exemplo acima, portanto, os restritores da dinâmica da ação referida podem ser ditos como emergindo de três fontes: a) orgânicas, b) específicas do meio ambiente e, c) os relativos a tarefa propriamente dita. O fato em observação aqui é que embora a tarefa a ser executada, no advento de uma ação específica, deva ser vista como relacionada ao meio ambiente, na abordagem dos SDM, este fator é tratado como uma fonte restritora em separado.

Estes restritores podem ser exemplificados no decorrer do arremesso de uma bola a gol, evento que várias vezes ocorre em uma partida de handebol, como na Figura 1.4, abaixo.

Figura 1.4 Um atleta arremessando uma bola de handebol.

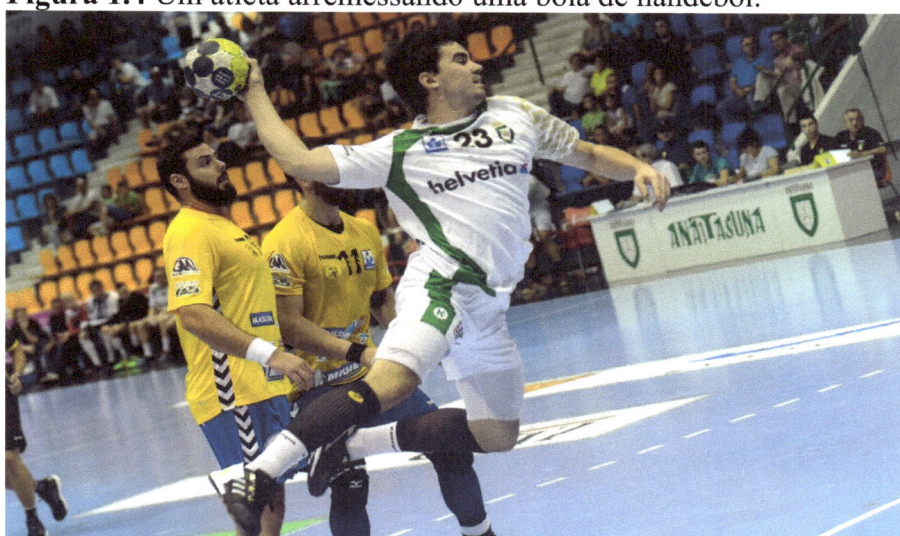

Fonte: PxHere
ID da Imagem: 1181271
Disponível em: https://pxhere.com/en/photo/1181271

A integração combinada destas três fontes restritoras, na dinâmica do arremesso da bola ao gol (um evento típico do jogo de handebol), poderia, ser avaliada, pelo nível de performance alcançado pelo arremessador. A performance alcançada, no arremesso, quase sempre reflete as condições do corpo para superar as imposições oriundas das diversas fontes restritivas à ação em pauta (Newell, Emmerik e McDonald, 1989; Schorer, Panten, Neugebauer & Loffing, 2018). Nesta perspectiva, o nível ótimo de execução de uma tarefa motora corresponderia a um nível ótimo de interação entre o corpo e o ambiente, na operacionalização da ação. Por outras palavras, em um tal nível de operacionalização da tarefa, possivelmente todas as possíveis restrições teriam sido "vencidas" pelo executante. Quer as oriundas do organismo, as vertidas do meio ambiente e/ou as emergentes da tarefa executada.

Aprender, na perspectiva dos Sistemas Dinâmicos do Movimento, significa superar os fatores orgânicos, ambientais e da tarefa que impõem limitações à performance da mesma.

Analisando-se cada um destes fatores, torna-se mais fácil a compreensão da essência desta noção teórica. Mas antes disto, é conveniente se fazer, também, a definição dos termos restrição e restritores. Após esta providência, será feita uma abordagem de cada tipo de restritor.

Definição de *Restrição*:

> *Analisada, vernaculamente, o termo significa "Ação ou efeito de restringir". O mesmo que impor forças contrárias ou limites à função de um corpo.*

Definição de *Restritores da Ação Motora*:

> *Restritores, na visão dos SDM, são interpretados como limitadores do movimento desejável. Estes emergem, como já mencionado acima, de três fontes específicas: Ou seja, a) do organismo, b) meio ambiente e c) da tarefa propriamente dita.*

Nestes termos, na execução de qualquer tarefa motora na qual um nível apropriado de performance é pretendido, se torna necessário que as restrições, possíveis de serem a ela impostas, possam ser vencidas pelo executante. Como são vários os níveis com possibilidade de serem atingidos na execução de uma tarefa motora, um dos principais objetivos a ser catalogado no processo de ensino hábil-motor é, sem dúvida, *o de se promover uma adaptação geral do aprendiz às variações conjunturais dos fatores limitadores da performance da tarefa sendo aprendida.*

Passemos, agora, à uma definição específica a cada tipo de restritor.

Restritores Orgânicos:

As restrições orgânicas existem em forma "embutida" no organismo e podem ser classificadas como sendo de natureza estrutural e funcional.

(a) 1.Restritores orgânicos estruturais

Os restritores orgânicos estruturais na criança caracterizam-se por uma relativa independência em tempo para preencher cada um dos específicos momentos do seu desenvolvimento orgânico normal. Estes restritores, além disto, estão ligados a fatores correspondentes ao aspecto de compleição física do indivíduo. No caso dos restritores ao desenvolvimento de coordenação especificamente, Newell (1986), aponta massa corporal e estatura como exemplos.

Considerando-se uma escala de vários níveis de performance, possíveis de serem atingidos por uma criança na execução, por exemplo, de um "salto vertical", vários seriam os níveis de análises possíveis para a explicação qualitativa da performance por ela atingida. Estas análises, conforme prescreve a abordagem dos SDM, podem variar do nível macro ao micro de observações e de acordo com os interesses do estudo (Beek e Bingham, 1991). Assim sendo, para uma questão relativa especificamente ao processamento mental do salto vertical (nosso exemplo), a análise deveria ser dirigida especificamente aos subsistemas do cérebro processador.

Em termos da habilidade de processamento motor de uma criança, alguns exemplos de limitadores orgânicos estruturais poderiam ser: 1) o tipo de estruturação definida em uma unidade cognitiva multiplicável (estrutura de conhecimento de base) e 2) competência em atenção seletiva. No primeiro exemplo pode-se considerar o fato de que uma criança que possua um conhecimento prévio do "rolar pra frente" em situação de ginástica de solo (rítmica) teria uma unidade cognitiva de base mas efetiva para a tarefa de aprender a rolar sobre as costas em tarefas ligadas ao Judô do que uma outra que não tivesse tido a experiência anterior (rolar pra frente). No segundo caso, a noção seria de que uma maior competência de uma criança no processo de selecionar estímulos emanados do ambiente (detalhes da instrução do professor) do que outra, pode representar (e sempre representa) uma grande diferença para o processo de aprender. As restrições para o aprendizado, neste exemplo, seriam vencidas à medida que a maturação das *estruturas nervosas associadas aos sistemas sensoriais* avançasse junto com a prática do processo seletivo.

Restritores orgânicos funcionais
Os restritores deste tipo são caracterizados por todos os estados fisiológicos do corpo (exemplo, os sistemas cardiovasculares e o nervoso) e que cuja organização é dependente em tempo cronológico e, como também ocorre com os restritores orgânicos estruturais, por correspondência orgânica definida por laços familiares. Os restritores tipicamente associados ao desenvolvimento funcional do sistema nervoso são (a) a mielinização e (b) a consolidação das suas multiconexões sinápticas.

De acordo com a classificação de Newell (1986) para os restritores no desenvolvimento da coordenação motora em crianças, aqueles associados ao desenvolvimento do processamento de informações estariam na dependência de três fontes restritoras - - a que subsidia a competência perceptiva para entender sobre estímulos, a competência para decidir sobre resposta a eles compatíveis e competência para efetivamente programar os parâmetros inerentes às respostas.

De uma forma em geral, o desenvolvimento da capacidade para vencer restritores tem dependência tanto em fatores de natureza endógena, quanto, exógena. No exemplo do processamento de informações, mesmo que se podendo afirmar que o amadurecimento biológico pode ser considerado um componente essencial deste desenvolvimento, a forma com a qual o meio ambiente intervém neste processo poderá decisivamente determinar a qualidade e a capacidade funcional deste sistema.

Silva Vernon e Clark E. (1987) observam as mudanças endógenas no repertório da criança com a seguinte contextualização:

> "Para se poder entender o desenvolvimento motor de uma criança, duas implicações parecem evidentes. A primeira que existem mudanças sistemáticas, e relacionadas com a idade, no sistema neuromuscular que implicam em mudanças no seu funcionamento. Estas mudanças podem resultar em mudanças ou variações na sua estrutura fundamental, devido ao fato de que o desenvolvimento motor e o sistema nervoso central são estreitamente relacionados entre si. O esclarecimento sobre o funcionamento de um, explica o funcionamento do outro." (pág. 11)

Portanto, os restritores orgânicos funcionais podem ser interpretados como inerentes aos gestores operacionais dos objetivos de uma ação de movimento, bem como, estruturador implementador e controlador da mesma. Isto é, inerentes às funções dos Sistemas Nervosos, Central (SNC) e periférico (SNP) atuando em conjunto na implementação das ações motoras que permeiam a vida integrada do homem ao seu ambiente. Diferentemente da visão especificada, em algumas outras teorias, na visão dos SDM o peso da aprendizagem não está restrito aos organismos funcional e estrutural apenas. Mas, também, aos restritores associados ao meio ambiente como abordados a seguir.

Restritores: Ambientais
Restritores ambientais são aqueles que como o próprio termo os definem, inerentes ao meio físico no qual o indivíduo se desenvolve e interage. Clark (1993) exemplifica fatores tais como gravidade, temperatura e iluminação ambiente como alguns dos vários outros que podem influenciar tanto o aprendizado hábil-motor específico, quanto o comportamento motor geral de um indivíduo.

Analisada sob a perspectiva da Teoria Triárquica da Inteligência Sternberg (1984), os restritores ambientais aqui em discussão, seriam referentes à sub contextualização desta teoria, cuja previsão define ser a capacidade de um indivíduo de adaptar-se ao ambiente em suas múltiplas vertentes, uma necessidade precedente à aprendizagem. A correspondência da capacidade de interação e a inteligência para se integrar ao meio, são inferências que se refletem da experiência e tendência da cultura em que ele vive. Assim sendo, o desenvolvimento do comportamento humano, dentro deste contexto, de alguma forma se definiria em consonância com a cultura do seu ambiente, e nunca livre dele.

Por meio do processo de adaptação, o indivíduo procura viabilizar o seu comportamento (ajustando-o ao ambiente). Quando o ambiente não lhe é adequado, é possível que para um melhor desempenho comportamental, o indivíduo tente selecionar um outro ambiente ao qual melhor se adapte. E quando nenhuma nem outra destas situações lhe é adequada, que faz ele? Ainda na perspectiva de Sternbergh, neste caso o indivíduo tende a produzir um evento de modelagem situacional, promovendo mudanças que atendam as suas perspectivas em termos de valores, interesses e aptidões.

Notoriamente as restrições impostas pela sociedade à situação da aprendizagem desportiva são muitas e, em muitos casos, bastantes discriminativas. Uma discriminação de ordem social/conceitual que muito se aplicou ao aprendizado do futebol no Brasil foi a que se refere ao futebol, no slogan de que este era um esporte "para homens". Além de social, a natureza da discriminação se aplica também a condição do físico feminino, menos apropriado para o contexto do jogo em si (bola muito pesada, dimensão do campo menos favorável ao gênero feminino, regras de jogo mais favorável ao gênero masculino, além de outros). Estas discriminações restringiram, por muito tempo, o ingresso da mulher na prática do jogo de futebol e, conseqüentemente, o seu nível de competência hábil-motora para o esporte em si e para outras atividades que poderiam ser beneficiadas pela prática dele.

Logicamente, em qualquer que seja o nível de integração tentado, o nível de inteligência (capacidade) deve determinar o desempenho do indivíduo na realização do comportamento (ação de integração). Para efeitos de aprendizagem, ou seja, para o desenvolvimento de aptidões e aumento de competências, o contexto ambiental deve ser otimizado de forma a proporcionar ao aprendiz, consonâncias e discrepâncias que possam sensibilizar e ricamente estruturar o seu organismo processador de informações. Considerando-se que as consonâncias e as discrepâncias inerentes a uma determinada aprendizagem podem ambas (e devem) estar sujeitas à prática analítica do aprendiz, a análise constitui-se o grande diferencial para a rentabilidade do processo de aprendizagem.

Questões típicas para uma reflexão (análise) sobre o ambiente de desenvolvimento de uma ação em tarefas de aprendizado de voleibol, por exemplo, poderiam ser: (1) se a bola estivesse mais alta na quadra adversária, qual deveria ser a sua atitude em referência ao bloqueio? Se, ao invés de ser sacada com a velocidade que foi utilizada, qual outra posição você poderia adotar para interceptá-la? Considerando este seu último levantamento, mostre-me como realizar um outro levantamento com a bola vindo na direção oposta, mas na mesma altura e direção anterior. Como ratifica (Clark, 1993), em sociedades cujos pais e mestres praticam uma sistemática atitude de estimular e proporcionar uma vasta gama de experiências para seus bebês, o desenvolvimento motor deste ocorre em formato qualitativo muito mais producente do que bebês criados em sociedades que não agem desta forma. Por exemplo, no primeiro caso os bebês tendem a sentar-se e andar antes do que os outros referidos no segundo caso.

Restritores: Impostos pela tarefa

Restrições à aprendizagem são também impostas pela tarefa propriamente dita. E muito embora, estas possam ser descritas como emergindo do meio ambiente, no contexto da abordagem dos SDM este tipo de restrição precisa ser analisado como relativa especificamente à tarefa. Imaginemos que a tarefa a ser aprendida é a rebatida de uma bola de tênis para o lado oposto da quadra (outro lado da rede) e que para isto, o rebatedor tenha que utilizar uma raquete tipo a de tênis de mesa. O objetivo implícito na tarefa é o de "devolver a bola", de forma que esta caia dentro de um círculo de 1 metro de diâmetro, círculo este, desenhado no chão do lado oposto da quadra. Esta tarefa requer, portanto, uma série de habilidades que inclui precisão na direção, força compatível, percepção da velocidade da bola trafegando na direção da raquete, percepção sobre o braço que irá ser acionado, etc. Agora, imagine que aquela mesma bola tenha que ser devolvida com a utilização, agora, de uma raquete construída com o mesmo material da anterior, mas tendo esta um braço de 70 centímetros de comprimento. Você pode agora perceber a diferença entre as duas tarefas? Quanta diferença, não é?

E quanto a dirigir um caminhão, com a sua carroçaria presa à cabine por um ponto médio que a permite "oscilar" com facilidade em curvas e mudanças de direção? Procure pensar em ter que colocar este caminhão em uma garagem usando a marcha a ré? Muita dificuldade não?

Estudando-se os exemplos acima, torna-se bastante fácil compreender que quanto mais complexa uma tarefa a ser aprendida for, mais restritores terão que ser vencidos para que a aprendizagem dela possa ocorrer. Além disto, que os restritores associados à realização de uma tarefa não emergem apenas do movimento que precisa ser executado para a sua realização (exemplo correr à direita estendendo adequadamente o braço direito para "tocar" na bola a ser devolvida para a quadra do adversário). Mas também, dos restritores inerentes ao equipamento utilizado na realização da tarefa. No exemplo acima, talvez fosse inicialmente mais fácil se proceder o controle na devolução da bola, quando utilizando uma raquete tipo a de tênis de mesa (embora outras restrições surjam quando do uso desta raquete) do que pela utilização de uma raquete do mesmo material, mas com uma extensão do braço (da raquete) de 70 cm. Claro que para controlar esta última raquete de forma precisa, uma maior demanda nas restrições certamente ocorrerá. A melhora em execução, devido a aprendizagem sobre como controlar o braço em referência aos vários graus de liberdade, ocorre em função das mudanças que a prática da tarefa promove sobre as restrições, condição que as faz diminuir progressivamente.

Em suma, na abordagem dos SDM, a aprendizagem hábil-motora ocorre em função da aprendizagem do sistema nervoso sobre o controle dos múltiplos graus de liberdade distribuídos por meio do corpo (incluindo os sistemas e processos orgânicos) que interagem com o meio ambiente e as dificuldades que a própria tarefa oferece à sua execução. Em termos físicos (orgânicos), estes graus de liberdade podem ser interpretados como estando associados (1) às várias articulações ligadas aos membros que participam da execução da tarefa, (2) no tamanho dos membros e relação destes tamanhos entre membros e (3) na capacidade de operacionalidade de memória, e da percepção seletiva, para enumerar apenas alguns. Em termos ambientais, as restrições têm aspectos sociais e do meio-físico propriamente ditas e, na consideração das restrições impostas pela tarefa a compreensão é de que uma tarefa simples exige tratamento operacional mais simples e, por isso, os restritores implícitos neste fator têm abrangência análoga à complexidade que a tarefa oferece em termos da sua realização.

Vencer as restrições em todas as dimensões de realização da tarefa (dimensões orgânica, ambiental e da tarefa) é a condição primordial à condição de consolidação do aprendizado, como na Figura 1.5, o atleta ao correr em um terreno irregular deverá controlar um maior número de graus de liberdade dado o aumento da complexidade da tarefa correr.

Figura 1.5 Atleta treinando corrida fartlek: aumento da complexidade da tarefa.

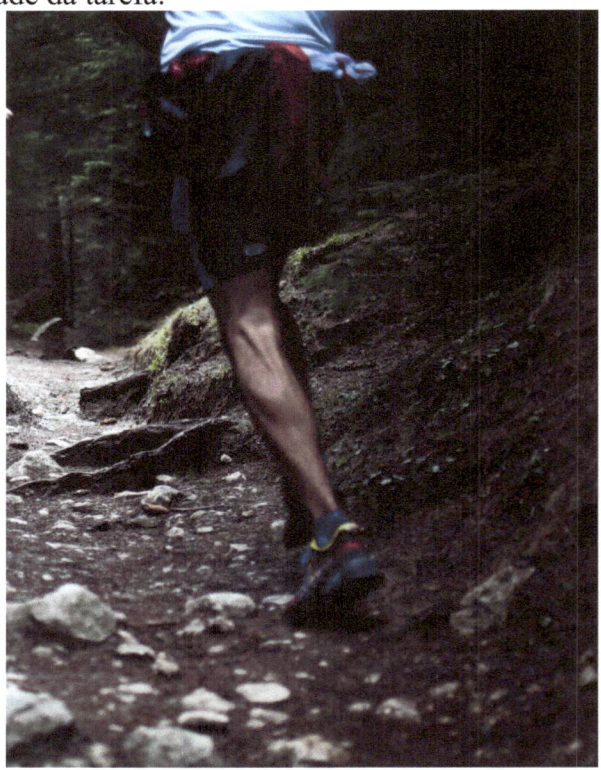

Fonte: XPHere
ID da Imagem: 37468
Disponível em: https://pxhere.com/pt/photo/37468

Tendo o leitor compreendido a importância das teorias para a formulação de planejamentos de cursos voltados ao ensino desportivo, este conhecimento, por si só, não é suficiente para o exercício pleno da sua tarefa de ensinar. Precisará, ainda, o mesmo, entender o processo de aprendizagem em si. Dentro desta perspectiva, torna-se válido dizer que para ser efetivo naquela tarefa, o professor precisa também saber como um indivíduo, em processo de aprendizagem, realmente aprende. Importante para tanto, é o seu conhecimento sobre as bases neurais da aprendizagem humana, condição na qual os neurônios encefálicos, como um todo, são os principais atores.

CONCLUSÃO

Neste capítulo foram apresentados conceitos e teorias básicas para a aprendizagem motora e controle neuromotor. Três correntes teóricas foram discutidas: 1) Comportamentalista; 2) Cognitivista e 3) Sistemas Dinâmicos do Movimento Humano. Todas continuam dando contribuições importantes para a compreensão da aprendizagem motora e obviamente, não são excludentes, são complementares. O fenômeno da aprendizagem motora e do controle neuromotor é complexo e transfenomenal, ou seja, aspectos sócio-culturais, neurobiológicos e emocionais estão sempre imbricados e presentes, por exemplo, por que um atacante experiente, que treinou exaustivamente a cobrança de pênaltis, erra o gol, justo naquela cobrança que garantiria a copa do mundo para seu país? Tal questão precisa ser enfrentada no decorrer de mais pesquisas que ousem o enfrentamento metodológico desta complexidade.

REFERÊNCIAS

Bandura, A. (1982). Self Efficacy: Toward a unifying theory of behavioral change. In Rosenberg, M. and Kaplan, H. B. (Eds). Social Pshychology of Self Concept Arlington Heights, IL: Harlan Davidson.

Beek P. J. e Bingham, G.P. (1991). Task specific dynamics and study of Perception and action: A reaction to Von Hofsten. Ecological Psychology, 3, 35-54.

Fonseca, V. da. (1995). Introdução à dificuldade de aprendizagem (2a Ed.) Revista e aumentada.

Hebb, D. O. (1949). The Organization of Behavior: A Neuropsychological Theory. New York: Wiley.

Leask, S. (2003), Principal curve analysis avoids assumptions of dependence between measures of hand skill. Laterality, 8(4), 307–316.

Latash, M.L., Lestienne, F. (2006) Motor control and learning. New York: Springer.

Newell K. M., Emmerick, V.R.E.A. e MacDonald, P.N. (1989). Biomechanical constraints, and action theory. Human Movement Science. 8, 403-409.

Paszulewicz J. Wolski, P., Gajdek M. (2019) Is laterality adaptive? Pitfalls in disentangling the laterality–performance relationship in Cortex, v.121.Dec.

Piaget, J. (1952). The origins of intelligence in children. New York: International Universities Press.

Schmidt, R.A. (1975). A schema theory of discrete skill learning. Psychological Review, 82, 225-260.

Schmidt, R.A. (1988). Motor control and learning: A behavioral emphasis. Second Ed. Illinois: Human Kinetics Publishers.

Schorer, J., Panten, J., Neugebauer, J., & Loffing, F. (2018). Perceptual Expertise in Handball. In Handball Sports Medicine (pp. 597-614). Springer, Berlin, Heidelberg.

Silva Vernon, F. e Clark J. E. (1987). Desenvolvimento Motor da Criança: Bases neurológicas. Artus. 20, 38-46.

Tolman, E. C. (1932). Purposive behavior of animals and men. New York: Century.

Thorndike, E. L. (1914). Educational psychology. New York: Columbia University.

Capítulo 4
Variantes condicionantes no aprendizado esportivo

Autores:
Guanis de Barros Vilela Junior
Vernon Furtado Silva
Luis Felipe Silio
João Rafael Valentim Silva
Luis Gonzaga O. Gonçalves
Silvia Teixeira Pinho
Bráulio Nascimento Lima
Ricardo Pablo Passos

Objetivo do Capítulo
Levar o leitor a entender sobre algumas das principais variantes que condicionam o aprendizado desportivo do homem. Assim, estabelecer pontos de referenciais que possam direcionar o trabalho de ensino desportivo dentro de ordens estabelecidas pelo desenvolvimento científico relacionados a essas variantes.
Tornar-se habilidoso na prática de um ou mais esportes relacionados à nossa cultura é um desejo de milhares e milhares de crianças do nosso imenso país. Ser habilidoso/a no jogo de esportes nobres como o futebol, basquetebol e voleibol, por exemplos, é sem dúvida, o sonho da maioria delas.
Este tipo de sonho, entretanto, não é restrito apenas à criança. Muitos são os pais que, por muitas razões, também gostariam de ver em seu filho (ou filha), o grande atleta que outrora quisera ser. Ainda sob esta perspectiva, não é pequeno o número de professores, técnicos e dirigentes desportivos que, por razões que vão desde aquelas de caráter apenas educativo a outras relacionadas a interesses financeiros e poder, anseiam em ver "desabrochar" em crianças envolvidas em esporte, o talento que as possa permitir avançar para níveis elevados de performance e, em alguns casos, a condição de atleta profissional (Barbosa, Berti, Yashiki, Souza, Godoy & Ferreira, 2018).
Aprender em um nível que possa levar um indivíduo à altos níveis de desempenho, em qualquer que seja o esporte, não é uma tarefa simples. Não o é para o pretendente, nem tampouco para o profissional vinculado à tarefa de ensinar. Na verdade, o aprendizado para a prática desportiva em alto nível depende de uma série de fatores interrelacionados entre si, em muitos casos, de naturezas bem divergentes. No capítulo anterior o fator apontado foi a capacidade de processamento mental do aprendiz. E dentre a imensidão de outros fatores interativos à aprendizagem desportiva, poderíamos distinguir como principais os seguintes: 1) Compleição física, 2) Motivação e incentivo para o aprendizado, 3) Potencial neuromotor (genética), 4) Oportunidade, 5) Experiência em termos de reconhecimento manifestado e 6) Treinamento. Logicamente, algumas outras variáveis são também de definitiva importância para o desenvolvimento desportivo

de qualquer indivíduo. Entretanto, para efeitos deste capítulo somente aquelas de incidência mais direta sobre tal desenvolvimento, serão brevemente discutidas. Ou seja, aquelas inerentes ao compêndio bio-estrutural do desenvolvimento e aprendizado motor de um indivíduo. Em capítulos seguintes, algumas destas variantes poderão ser vistas sob formas bem mais detalhadas.

Compleição física

Um físico apropriado é, em uma maioria de esportes, uma condição obrigatória para obtenção de sucesso. Este fator está implícito em esportes coletivos tipo voleibol e basquetebol, fato fácil de se perceber durante o processo de seleção de atletas iniciantes em um clube de competição e até mesmo naqueles representativos de "escolinhas" específicas.

Até bem pouco tempo, este fator, não prevalecia em alguns esportes como agora prevalece. Por exemplo, o futebol, esporte que por muito tempo foi pensado como sendo um esporte para todos os físicos, hoje a maioria dos clubes profissionais já faz distinção (revelando certos níveis de discriminação) entre atletas altos e baixos, incluindo mesmo as próprias divisões de base. De uma certa forma, esta seleção chega também ao esporte escolar, situação na qual também os professores fazem certas restrições aos menos privilegiados em físico quando da seleção de uma equipe representativa (principal) para competição. Esta situação parece ser muito mais considerada quando o ponto de análise recai sobre algumas posições de jogo. Um exemplo típico é a posição de goleiro de futebol, posição esta que é normalmente ocupada por indivíduos altos, ou em certos casos, por aqueles não "baixos". Também a cada dia, se faz notório o fato de ser, a defesa como um todo (na maioria das equipes de futebol), composta por indivíduos bem mais altos e fortes, do que antes se observava. E as distinções físicas são hoje, mais do que nunca, regularmente observada em outros esportes nos quais, o elemento força é tido como um preditor de sucesso em performance.

Mas, teria o fator compleição física, a ver, com a condição de aprender? Neste sentido, e tendo os esportes coletivos como referência é possível se identificar um grande número de pesquisa relatando uma série de dificuldades que uma criança pode enfrentar quando não possuidora de um físico adequado às proporções de força que uma grande parte dos eventos inerentes aos jogos desportivos normalmente contém e, que a sua aprendizagem demanda.

    Apesar de alguns professores e treinadores adotarem o procedimento de "selecionamento" com base no tamanho/físico de seus aprendizes/atletas em várias escolinhas e/ou clubes, pelo lado educativo e ético, muitos profissionais (dentre os quais me incluo) consideram tal atitude, como uma situação discriminatória e inadequada socialmente. Para eles, o fator físico corporal não deveria ser um evento limitador à participação da criança em exercícios práticos (aprendizagem) e no jogo desportivo propriamente dito. O que se faz necessário aqui é que o professor responsável por tais atividades, esteja consciente da responsabilidade que lhe é cabida quando à frente deste tipo de ensino em escolas, ou como técnico de equipes avançadas ou iniciantes. A responsabilidade neste caso, recai principalmente, sobre o cuidado que o professor/treinador possa ter em termos de fazer preservar a integridade física do seu aprendiz/atleta e, por outro lado, criar situações de aprendizado condizentes com a estrutura física e nível de competência técnica e tática, e ao mesmo tempo, oportunizando, ao mesmo, condições de desenvolvimento físico por meio de exercícios paralelos adequados. Quando o exercício adaptativo não for o caso, a prática do esporte (em competição e/ou situações de aprendizagem) deverá estar restrita ao nível da sua competência física e orgânica (buscando uma posição de menor risco de choque corporal, preparando-o para evitar tais choques, criando uma situação especial de treinamento e assim por diante). Assim sendo, o ingresso em uma prática desportiva cuja ambiência requeira competência superior ao seu "status" físico atual, o professor deverá esperar por um momento de "prontidão" adequado à mesma. Esta providência não deverá, contudo, impedir o desenvolvimento do aprendiz. Estratégias tais como adequar a ambiência às suas condições físicas e maturacionais, podem ser altamente positivas no desenrolar do processo de ensino e, conseqüentemente, na sua capacidade de jogar. Neste sentido, variações de ensino desportivo engendradas por meios de artifícios tais como o mini-voleibol e outros "minis-específicos . . ." podem ser altamente válidas e eficientes ao processo de ensino desportivo para qualquer criança (Magill,2000; Özcan, İlker, Niyazi Eniseler & Çağatay Şahan, 2018).

Além do cuidado em relação às condições físicas do aprendiz, em qualquer esporte, também cuidar da motivação à participação é um outro fator determinante para o seu desenvolvimento e aprendizagem como um todo.

APLICAÇÕES PRÁTICAS E NÍVEIS DE PERFORMANCE

Motivação e incentivo para o aprendizado

A motivação como certa feita bem colocada por Shakespeare, é a energia que move o homem na direção dos seus objetivos. E muito embora a prática desportiva seja, em essência, quase sempre, motivadora para qualquer praticante, fatores interativos negativos podem, em muitos casos, desempenhar funções limitadoras do envolvimento da criança no processo de aprendizagem esportiva. Entretanto, se esta trabalhar com afinco e dedicação, a possibilidade de alcançar o seu objetivo aumenta significativamente.

Com certeza, uma criança, praticante, mas não satisfatoriamente interessada em esporte, dificilmente poderá atingir um bom nível nas habilidades a ele (esporte) circunscritas. Por outro lado, às vezes, uma outra com grande interesse por esporte, pode, por desilusão, afastar-se dele para sempre.

Normalmente, quando uma criança se mantém satisfeita, com a sua experiência e participação em uma determinada atividade, a mesma, na maioria dos casos, tende a insistir e persistir no seu aprendizado. Isto porque a satisfação da prática, garante a manutenção dos **motivos** que a levou àquela prática, e quando incentivada, a probabilidade da ocorrência do aumento em sua motivação é bem maior do que em caso de ausência de incentivo. Tão logo as habilidades e capacidades específicas para o evento em aprendizado sejam adquiridas, há de se esperar um outro aumento em sua motivação e, nas consequentes determinação responsabilidade vinculadas ao objetivo que possa ser traçado e dirigido ao evento em questão.

Singer (1984), afirma que a realização de qualquer objetivo depende do nível das capacidades desenvolvidas e habilidade para demonstrá-las no momento adequado. As suas considerações sobre a realização de qualquer evento incluem a necessidade de o indivíduo possuir: a) capacidades razoáveis para a atividade em pauta, b) trabalho "duro" no aperfeiçoamento das capacidades e, c) aprender a ser efetivo na ocasião da avaliação destas capacidades. Para aquele autor, quando da obtenção das predisposições acima citadas, a motivação do indivíduo pode influenciar o seu rendimento em pelo menos três situações específicas: 1) o nível de decisão em termos de alternativas viáveis, (2) persistência, ou quantidade de tempo de dedicação e (3) em qualquer tempo, o nível da performance pretendida e/ou necessária. No primeiro caso, se faz bem possível que a medida em que um indivíduo se encontre altamente motivado em relação a realização de uma atividade, mesmo que outras possam estar em disponíveis, ele provavelmente deverá optar pela atividade que o motive mais. Ao optar por esta, as probabilidades de aumento em tempo de dedicação e aprendizado significativamente crescem, possibilitando ao processo de ensino, mais tempo para vivências e consolidações físico/cognitivas.

O fato de que o fator motivação pode influenciar o nível de performance de um indivíduo em qualquer que seja a tarefa e, em qualquer momento de sua execução, pode ser apreciado tanto sob pontos negativos, quanto positivos de relação. Isto porque como vários estudos têm demonstrado, tanto o momento de aprendizagem quanto o da performance de uma determinada habilidade precisará, o aprendiz, não somente estar motivado, mas também de que esta motivação esteja em um nível "apropriado".

A teoria do impulso (Hull, 1943), promovida por Spencer e Rivlin (1958), mostra com clareza a possibilidade de que um nível exacerbado de motivação pode ter relações deteriorativas com a performance e da mesma forma, um nível muito baixo. Esta teoria ainda explica que níveis altos de performance são, em média, alcançados em pontos mais centrais do contínuo motivacional experimentado por um indivíduo em situação de aprendizagem e/ou performance. A observação da Figura 1.6, facilita o entendimento sobre a teorização proposta por aqueles dois autores.

Figura 1.6 A figura mostrando a dispersão proporcional aos níveis de motivação em relação a execução de uma tarefa hábil-motora, conforme a noção teórica proposta inicialmente por Hull (1943) e posteriormente implementada por Spencer (1985).

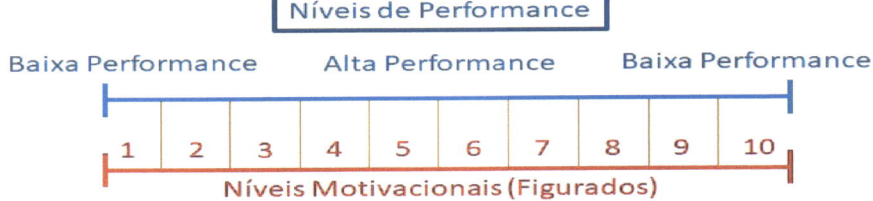

Fonte: Próprio Autor.

Magill (1993), estabelece um vínculo direto entre motivação, aprendizagem e desempenho de habilidades motoras, enfatizando o enorme apelo que o fator motivação tem em termos de iniciação, manutenção e intensidade do comportamento inerente a um evento de aprendizagem. Assim como Ausubel, Novak e Hanesian (1968), aquele autor analisa como sendo verdadeira a possibilidade da existência recíproca entre aprendizagem e motivação.

Em outras palavras o que se pode dizer com relação a esta reciprocidade explicada por aqueles autores é que a motivação intrínseca não é tão somente o elemento gerador do impulso da vontade. Absolutamente provável é que a aprendizagem ou, ou seja, o seu processo pode também ser o elemento desencadeador destes impulsos. De forma prática, o que é importante a ser enfatizado aqui é que o professor de modalidades esportivas não precisa "esperar" que a motivação se instale enquanto organismo para que o processo de ensino seja iniciado. Antes disto, um bom formato metodológico de ensino poderá vir a ser um potencial instrumento instaurador do interesse e adequação do organismo para a interação com o conteúdo a ser aprendido. Estes pressupostos estão mostrados abaixo (Figura 1.7).

Figura 1.7 Descreve a perspectiva de que a relação entre aprendizagem e motivação é recíproca em uma integração de natureza inter e intra fator. Um fator influenciando o outro e cada um destes se auto-influenciando.

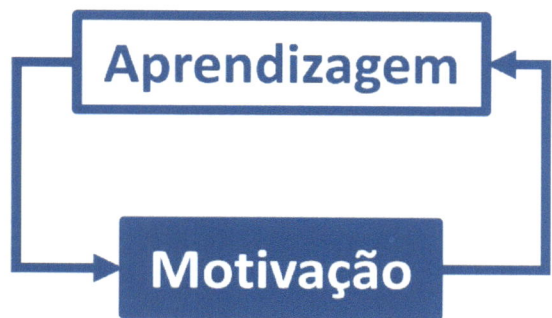

Fonte: Próprio Autor

A motivação, como descrita em algum trecho acima, não pode ser considerada como um elemento imprescindível apenas no início do processo de aprender. Após um desejável nível de aprendizagem, se faz necessário a continuidade do processo motivacional para que o indivíduo continue a praticar: 1) sob forma de treinamento, 2) sistemático tempo para treinar e 3) intensidade de esforço apropriado a cada nível de proficiência físico-técnica. Esta dedicação é comumente identificada como *persistência* e o aspecto de motivação, como ***motivação continuada***.

Como é de se ter, como lógica, motivação não é o único fator a influenciar o processo de aprendizagem de um indivíduo. Apesar disto, a consideração sobre a importância dela para qualquer etapa do processo de aprendizagem é condição primária para o direcionamento de uma metodologia eficiente, e conseqüente sucesso do processo de ensino.

Um outro fator de soberba importância para o aprendizado hábil-motor é o que se refere ao potencial neuromotor do aprendiz. Este fator é apreciado a seguir.

Potencial neuromotor (genética)

Saúde, estruturação e equilíbrio funcional dos componentes neuromotores são fatores imprescindíveis ao bom desempenho do movimento corporal de um indivíduo. Este movimento, para efeito de estudo, ser pensado, em termos de estereótipo, como dividido em quatro grupos: 1) Voluntário; 2) Reflexo; 3) Involuntário; 4) Automático. Excluindo-se a grande variedade dos movimentos implícitos na categoria dos involuntários, devido ao fato de serem decorrentes de causas patológicas (Ex., o tremor do corpo em doenças do tipo Parkinson), as três outras categorias normalmente se associam a conduta motora humana em todas as suas ações sociais. Tanto em um evento que requer um movimento bem simples, quanto em uma outra situação muito mais complexas como no caso da execução do "Flip-flac" da ginástica artística, as participações voluntárias, automática e a reflexiva do organismo neuromotor compõem a fluência do ato, marcando-o por uma execução efetiva ou não, dependendo do nível de competência do sistema (neuromotor).

Entendendo ser o movimento a expressão da motricidade humana, o organismo neuromotor pode ser descrito como sendo o composição das várias estruturas neurais e musculares envolvidas na organização e controle desta expressão. De uma forma em geral, o movimento do homem tem sua competência garantida, em parte, pela sua filogenia e complementada por meio de interações ontogenéticas as quais gradativamente o torna mais sofisticado e adequado às diversas nuances da sua vida de relação. Sob esta perspectiva, a qualidade do organismo neuromotor de um indivíduo, decorre da qualidade do seu sistema nervoso, condição herdada dos pais e, também, da qualidade das vivências interativas que normalmente permeiam a ambiência de um indivíduo em desenvolvimento.

Para bem compreender como a estruturação fundamental do movimento da criança se estabelece, faz-se necessário aqui, um entendimento sobre as relações evolutivas do seu desenvolvimento neural e motor, fenômenos normalmente atrelados ao seu processo de crescimento. Este entendimento facilitará a tarefa de se compreender o processo de aprendizagem hábil-motora, vista sob uma perspectiva geral, bem como em relações específicas deste tipo de aprendizado.

Desenvolvimento neural e motor da criança

Logo após a fertilização de um óvulo no sistema reprodutor feminino, este se inicia em um processo de diferenciação que resulta em formação de vários tipos de tecido, incluindo o tecido muscular e o nervoso. Notório durante este momento de diferenciação fetal, é o tubo neural que incrustado à medula espinhal assemelha-se a um pequeno tubo de aproximadamente 5 centímetros. Gradativamente este tubo vai passando por uma série de transformações (dobra-se, enrola-se, se expande...) até configurar-se como o "cérebro do feto". A parte interna do tubinho, ou seja, o orifício do mesmo (tipo um canal) transforma-se no sistema ventricular do encéfalo.

Aos cinquenta dias da idade fetal e comparativamente aos 40 dias do mesmo feto, o cérebro, cerebelo, cérebro médio, o córtex, o hipotálamo e a medula passam por uma marcante distinção estrutural, assumindo estes uma aproximação, em figura, às mesmas estruturas em idade bem mais avançada. Próximo aos 90 dias, ou um pouco além, as maiores divisões do córtex já se encontram aproximadamente formadas, sendo que este processo de desenvolvimento estrutural continua em grande velocidade, até a etapa de prontidão para nascer. Esta evolução pode ser analisada por meio de uma detalhada inspeção da Figura 1.8. A este processo dá-se o nome de **neurogênese**, condição determinada pela reprodução do tecido celular do cérebro.

Figura 2.3. O desenvolvimento do cérebro humano que em apenas 23 dias (pós fecundação), transforma-se de um rústico "tubo" em um estruturalmente detalhado órgão, com todas as suas principais divisões bem definidas. No curso do desenvolvimento neural, a série de adaptações neurais que ocorrem paralelamente ao processo maturacional do sistema nervoso, caracteriza as mudanças neuroplásticas, ou seja, a neuroplasticidade que substancia a evolução funcional do sistema nervoso. Embora possam haver divergências em termos da seqüência eventos que garante ao SNC a competência para a realização das suas inúmeras funções, nenhuma dúvida paira quanto ao fato de ser o processo migratório dos neurônios, o primeiro passo do ciclo neuroplástico do sistema nervoso.

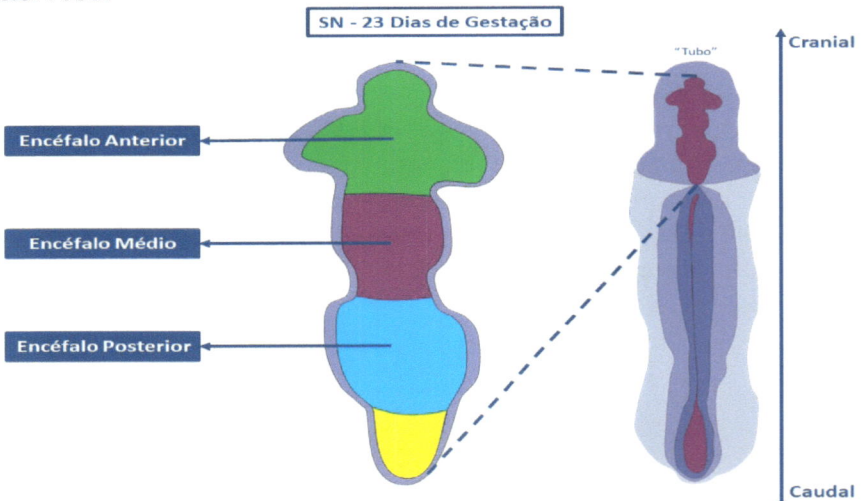

Fonte: Adaptada de Banich, 1997

Embora possa ocorrer que o processo neurogênico ocorra em concomitância com a migração neuronal, de uma certa forma, a migração, como já indicado, precisa de uma pequena antecipação ao processo neurogênico. um processo organizado, no qual neurônios buscam se identificar para formarem grupos específicos.

O processo de migração neuronal

Após a divisão celular (neurônios e glias), que normalmente é iniciada no sexto mês de gestação, estas células cuja divisão e proliferação situam-se no canal do tubo neural (dentro) próximo ao espaço onde o 4º ventrículo se forma, iniciam um processo de "mudança" em direção as estruturas que irão ocupar. Assim, como no córtex, esta mudança ocorre em forma ordenada e nesta ordenação, ocupam, de forma específica, as 6 lâminas nobres do neocórtex. Evidências existem que a ordem de ocupação ocorre em sentido centro (tronco encefálico) para a lâmina cortical mais profunda, sendo que após o preenchimento dos espaços na lâmina 1 (a mais profunda) o próximo neurônio, a dirigir-se para o córtex, disciplinarmente passará por esta lâmina, buscando espaço para residir na lâmina subseqüente (lâmina 2 neste caso). O processo de migração continua nesta ordem até que todos os espaços laminares estejam completos.

O processo de migração dos neurônios tornou-se um assunto de imensa curiosidade nos meios científicos nos anos 70 e, portanto, algumas teorizações foram formuladas no sentido de explicar o mecanismo responsável pelo efetivo cumprimento deste processo. As duas mais apreciadas versões relativas a tal mecanismo são: 1) o processo de **glias radiais** e 2) o processo migratório por **afinidade química**. De acordo com a essência destas duas versões, os neurônios em momento definido geneticamente, tendem a flutuar em direção ao centro do córtex, sendo que no primeiro caso tal direcionamento ocorre através de vias ramificadas sobre as quais os neurônios trafegam em direção única para ocupar o espaço disponível na lâmina mais próxima que possua espaço neural. No segundo caso, o da migração por afinidade química, o processo é determinado por uma possível atração irradiada que neurônios já residentes nas lâminas corticais (de química similar) exerceriam sobre aqueles de química similar "recém-nascidos" no tronco encefálico.

Uma das mais robustas evidências em suporte à esta última noção teórica vem do trabalho de Sperry, citado por Fawcett e Gaze (1982) que desenvolveu uma série de pesquisas com répteis anfíbios da família dos girinos e concluiu através destas que as células do encéfalo animal são pré programadas com uma certa identificação química entre elas, constituindo esta programação a base para a formação das estruturas nervosas encefálicas.

Seja qual for a hipótese mais correta neste sentido, o que se sabe em verdade é que a medida em que novos neurônios são gerados, estes gradativamente, e como os anteriores, tendem a buscar o seu espaço na lâmina mais vazia, passando a residir por lá e especializando-se para a função (ou funções) que lhe foi geneticamente determinada.

Dentre as duas hipóteses, a que associa o processo migratório dos neurônios ao fenômeno da afinidade química parece ser bem razoável, e de certa forma contempla a outra linha de pensamento, ou seja, a da radiação glial. Isto porque se considerarmos o fato de que os neurônios possuem funções especializadas e que para tanto, se anexam em grupos funcionais específicos, a idéia de que o córtex possa ter uma determinação química por áreas e que os neurônios gerados no centro encefálico sejam atraídos por radiações químicas para aquele local é, como dito, teoricamente bastante razoável.

O processo migratório das células se completa até aproximadamente o nascimento do bebê (Silva V. e Clark, J. 1984 e Banich, 1997). Com ele também o processo da neurogênese, definindo com isto que outras células nervosas não mais serão produzidas. Diferentemente, outras células gliais, como as oligodendrócitos continuam em seu processo de proliferação. Esta contínua plasticidade das células tem como principal objetivo, dar suporte estrutural ao desenvolvimento dos neurônios, inclusive como participantes da mielinização destes.

A não ser as células com funções pré-determinadas (ex., aquelas responsáveis pelos mecanismos reflexos de proteção e base desenvolvimentista do bebê), todas as outras células do sistema nervoso se iniciam em ações de comunicação entre si. Este processo de comunicação denominado **sinaptogênese**, ou seja, a construção de sinapses, muito provavelmente representa o primeiro momento do processo de desenvolvimento cognitivo no ser humano.

Hebb foi um dos primeiros cientistas a explicar que a formação de uma sinapse decorre da interligação entre o terminal de um neurônio pré-sináptico e um ponto receptor do neurônio póssináptico. Hoje se sabe, que embora a grande maioria das sinapses no sistema nervoso, ocorre entre os terminais axônicos destes dois tipos de neurônios, sinapses podem também ocorrer em outras conjugações (ex., de um dentrito para outro dentrito).

Em uma teorização expressa no seu clássico livro denominado The Organization of Behavior (1949), este autor propõe que a representação interna de um evento de aprendizado (exs., uma bola, um número de telefone, os parâmetros de um movimento e, assim por diante) é realizada por um grupo de neurônios que são simultaneamente ativados diante das informações sensoriais que o evento introduz no organismo (estímulo). Várias repetições do mesmo evento, por exemplo, a amostragem de uma bola de handebol faz com que os neurônios perceptores "fortifiquem" a reprodução interna daquele estímulo específico (logicamente a figura apresentada associada ao termo **bola**).

Figura 2.4 Um exemplo de uma assembléia celular proposta por Hebb (1949). A) ilustração da ocorrência da aprendizagem de um "círculo" por neurônios visuais. O processo de consolidação se dá através de várias amostragens do círculo para os neurônios, situação em que estes reverberam (potencializam) aumentando gradativamente as suas interconexões. A consolidação (entendimento sobre o evento) dar-se-ia simbolicamente na etapa 4? Das apresentações. Até a etapa 3??, poder-se-ia considerar que o processo de consolidação ainda estivesse envolvendo em memória de curto prazo, e daí, flutuando para memória de longo prazo para consolidação. B) Observar nesta figura que após a ocorrência da consolidação do evento, se uma figura assemelhada de um círculo for apresentada à mesma assembléia de neurônios, será suficiente que apenas uma parte da assembléia perceba a semelhança para que todos os componentes da assembléia cogitem a idéias (por abstração) de que aquela figura assemelhada é na verdade um "círculo", mesmo que carecendo de preenchimento em espaços alternado na figura.

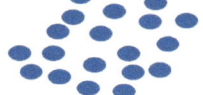 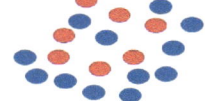 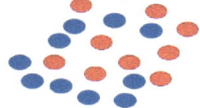

Fonte: Connors, Bear e Paradiso, 2001 p.170
Disponível em:
http://sisne.org/Disciplinas/PosGrad/IntrodNeuroComput/aula1.pdf

Neste momento da leitura deste livro, este leitor, por motivos de relacionamento entre temas, bem que poderia perguntar: Qual a relação entre a hipótese hebbiana e o fenômeno da sinaptogênese? Esta é realmente uma questão espetacular...! Certamente várias respostas poderiam emergir na explicação da relação. Uma que está diretamente associada ao contexto desse capítulo, é a que se refere a relação entre a formação sináptica e aprendizagem. Ou seja, considerando que o processo de aprendizagem, de uma forma em geral, decorre das mudanças contextuais na sinapse e/ou em uma (ou mais) das células envolvidas nas sinapses, o que se poderia afirmar em termos da relação questionada, é que a sinaptogênese é na verdade um resultado de experiências ontogenéticas vivenciadas pelas células e nela armazenado (aprendizado).

Uma outra questão bem pertinente aqui seria a relativa ao limite da especificidade do aprendizado referido. Em outras palavras, o quanto específico um esquema motor tem que ser? Certamente a melhor forma de responder à uma questão desta natureza seria a de associar à uma compreensível resposta, noções abstraídas da Teoria dos Esquemas (Schmidt, 1975). Por motivo de praticidade e adequação de conteúdo, este assunto será enfocado em momento mais adequado neste livro.

Por enquanto, o suficiente seria dizer que a especificidade de um esquema (engrama quando relacionado a questões pertinentes a eventos da lingüística), seria diretamente proporcional à metodologia de ensino através da qual o mesmo foi construído. De acordo com Schmidt, quanto mais elaborado, em termos de variabilidade de prática, um evento de aprendizagem for, mais rico em estrutura seu esquema será e, consequentemente, mais amplo (rico) este deverá ser em termos de aplicação.

Voltando à questão acima formulada, o que se poderia afirmar em consonância com a Teoria do Esquema seria que quanto mais sinapses forem consolidadas por um neurônio em referência a um determinado evento de aprendizagem, maior será a sua versatilidade sobre aquele evento, e conseqüentemente o esquema do qual este neurônio em particular fizer parte.

No caso da variabilidade de experiência (prática) o organismo se torna mais probabilístico a responder com acerto para um evento novo (através de abstração). No outro caso, o organismo é limitado a respostas específicas (respostas referentes a processos mentais concretos).

O processo da multiplicação sináptica é tremendamente acelerado nos dois primeiros anos de vida, fase da intensa curiosidade do recém-nato sobre as coisas do mundo, e, portanto, o aprendizado neste período é realmente muito grande.

Pesquisas investigando o padrão de atividade cortical em bebês têm demonstrado que o consumo de glicose no cérebro da criança atinge seu maior pico aproximadamente entre 12 e 24 meses de vida, evidência corroborada através de imagens tomográficas do cérebro de crianças em várias faixas etárias que a atividade cortical de um cérebro de 1 ano de vida pode ser maior do que um outro de 28 anos. Considerando que a atividade cortical medida é relativa a energia consumida pelo cérebro (em processamento mental) e que a glicose é o combustível principal para a geração de energia, então se torna bem provável a consideração anteriormente feita em termos do consumo de glicose que o cérebro da criança consome nos primeiros dois anos de vida (PERLMUTTER e LOBERG, 2015). Isto, por outro lado, significa também que esta fase é um período de intenso progresso cognitivo na vida humana, devido ao fato constituir a "energia do pensar", a glicose a é, também, para a formação das sinapses respectivas à eventos de cognição.

Não é sem sentido que os neurônios migram para e ocupam locais estratégicos no córtex. Na verdade, as justificativas teóricas para tanto são todas coerentes, e explicam bem esta tendência comum de migração. A princípio, o primeiro motivo da ocorrência deste fenômeno está associado a necessidade de amadurecimento neuronal. Isto é, a necessidade de o neurônio mielinizar para um efetivo desempenho das suas funções. Isto porque, na ocasião da sua migração, o neurônio não é ainda uma célula mielinizada, mas apenas um neuroblasto. O segundo motivo estaria relacionado a nobreza orgânica dos neuroblastos. Por ser o córtex a área mais nobre em termos das gestões corporais (e outras competências cognitivas), ou área de alta ordem funcional, a migração dos neuroblastos, para os espaços do córtex, representa uma estratégia do sistema nervoso no sentido de cooptar neurônios potenciais para comporem a alta ordem funcional dos neurônios desse compêndio nervoso. Considerando-se a limitação quantitativa dos neurônios originais no córtex, a natureza fez ser necessário um aumento naquele número, isto para atender a variada quantidade de funções nobres que essa região nervosa associa ao comportamento sensório-motor humano.

Um outro motivo, poderia ser pensado ainda em termos da especialização dos neurônios. O princípio essencial aqui é de que as várias lâminas corticais são seletivamente ocupadas por uma maioria de células da mesma categoria responsáveis pela compreensão dos estímulos sensoriais que ali chegam. Da mesma forma, visto isto em relação ao córtex cerebelar por exemplo, na lâmina 1, a mais próxima a da superfície deste córtice, o maior quantitativo de células são as de Purkinje, células responsáveis pela consolidação de eventos de aprendizagem motora). Para tanto, os neurônios iniciais do córtex, seriam dotados da bioquímica associada às funções de cada lâmina, sendo que estes agiriam como "atratores" dos neurônios similares em química, que nascem no tronco encefálico, berço apropriado à ocorrência de tal fenômeno (e não a córtex).

Como já enfatizado, os neoblastos, células arregimentadas pelo córtex, precisam amadurecer. Em outras palavras, estas precisam se especializar a medida em que lá iniciam "residência". Este é o processo (diferenciação), por meio do qual o neuroblasto assume tanto a aparência quanto o potencial de um neurônio. Tal processo se inicia tão logo que o neuroblasto chega na sua lâmina cortical respectiva. Diferenciação é, como plenamente sabido, definido bem antes do movimento migratório do neuroblasto, sendo que mesmo diante da sua retirada (por incisão ou processo similar) do seu espaço no encéfalo e colocado em uma solução química conservadora, a diferenciação deverá ocorrer. Tal processo se caracteriza pelas pontes neuríticas crescendo do corpo celular para fora. Estas protuberâncias, a princípio, não permitem uma identificação do tipo do neurito, mas logo a seguir, o axônio e dendritos (coletivamente chamados neuritos) adquirem as formas que os distinguem entre si.

Assim sendo, proliferação, migração e diferenciação celular são eventos no desenvolvimento neural do bebê que gradativamente estabelecem a base para o intenso processo de aprendizagem que este vivencia a partir do seu nascimento.

Entretanto, antes de estar realmente pronto para exercer eficientemente sua função de comunicador de informações, o neurônio precisa estar efetivamente mielinizado. Isto porque no nascimento a mielina que envolve o neurônio é conhecidamente tênue o que minimiza a sua capacidade de comunicação com outros neurônios. Espetacularmente, o crescimento de um tipo especial de células gliais, denominada oligodendrócitos cuja "folha externa" desdobra-se sobre o seu axônio e faz engrossar a sua bainha de mielina, aumentando consequentemente a velocidade na condução de impulsos nervosos que trafegam vias seus dentritos e axônio, em eventos de comunicação e recebimento de informações. Convém deixar claro que as células oligodendrócitos são relativas a evolução da mielinização do sistema nervoso central (SNC) - - cérebro e medula espinhal, enquanto que em termos de sistema nervoso periférico, as células mielinizantes são as de Schwann - - parte externa do crânio e da coluna vertebral. Este processo de mielinização parece ser o" toque final" na preparação da eficiência para aprender de um neurônio, processo que embora se inicie aproximadamente aos quatro meses de vida gestacional, não se conclui muito cedo na vida. Conforme evidências oriundas de várias fontes de pesquisa, algumas regiões do encéfalo procedem mielinizando até períodos entre 10 e 16 anos de idade (exemplos, Vernon e Clark, 1985; Gield e associados, 1996) não encontradas. Em casos mais raros, a mielinização encefálica procede até meados dos vinte anos.

      Um fato ainda relativo ao fenômeno da mielinização do sistema nervoso e que muito preocupa a pediatria social é o de que normalmente 90% deste processo se conclui até aos 4-5 anos de vida. É como se afirmar que a janela respectiva a este desenvolvimento neural se fecha, irreversivelmente, muito cedo na vida. Tomando-se em conta que o referido processo é fantasticamente dependente de equilíbrio proteico, a precariedade alimentar constitui-se um dos potenciais limitadores do desenvolvimento pleno da criança nascida e criada em locais de considerável pobreza. Outros fatores como estresse, má higiene, drogas e doenças (incluindo as crianças mal cuidadas) são todos considerados limitantes do processo de mielinização neural e de outros desenvolvimentos neurais.

Mudanças elétricas e bioquímicas são outros aspectos do desenvolvimento neural que fazem evoluir a condição de adaptação e respostas à crescente necessidade de trabalho mental que o meio ambiente impõe ao bebê. No que tange às mudanças elétricas as mais críticas são as que correspondem a freqüência dominante da atividade cortical que se torna mais baixa e, a do padrão de atividade elétrica que se mostra mais cíclica.

Referentemente às mudanças bioquímicas, pesquisas têm mostrado que a produção de neurotransmissores e consumo de glicose são significativamente aumentados (ex., Kobbe e Frantic, 1989 e Chugani e associados, 1987). Os motivos dessas mudanças químicas no sistema nervoso do bebê são todos óbvios. Com o processo de aprendizagem aumentando a medida em que os sistemas sensoriais do bebê evoluem, o necessário aumento em sinapses entre neurônios requer um maior volume de neurotransmissores para subsidiar o processo de proliferação sináptica. Como destacado anteriormente, nas várias contingências associadas às mudanças estruturais do sistema nervoso, incluindo as das próprias sinapses, a glicose representa o principal combustível de suporte à tais mudanças.

No curso avançado das mudanças desenvolvimentistas do sistema nervoso, um número impressionante de células morre e outro número do mesmo porte, passa por um processo de *podação* de suas sinapses. A morte celular é programada e ocorre a um determinado ponto do desenvolvimento neural. *O que se pode assumir em termos destas mudanças, por exemplo, é que elas representam parte do desenvolvimento do sistema.* Ou seja, tanto a morte celular quanto a podação sináptica são processos naturais que permeiam a qualificação do sistema nervoso. Em outras palavras, tudo leva a crer que estes eventos são mecanismos por meio dos quais o sistema nervoso promove o seu auto-equilíbrio funcional (HUTTENLOCHEER, NEWCOMBE e SANDBERG 1994).

Durante o processo de proliferação celular e da sinaptogênese, o cérebro torna-se "superlotado", isto em função do aumento na quantidade de neurônios e de suas múltiplas conexões (Sinapses). Esta superlotação se faz necessária tanto em virtude das múltiplas possibilidades de comunicações que o sistema faz evolver, quanto da necessidade de aumento da capacidade de resposta do sistema para o meio ambiente.

A competência neural de um indivíduo não pode, por ela só, ser pensada como a "chave" do seu desenvolvimento para o esporte ou para outra qualquer atividade de interação social. A integração do corpo neural com um meio *ambiente adequado*, talvez seja ainda mais importante do que a posse de um organismo superdotado. Por exemplo, para evoluir em respeito às situações que a ambiência relativa a um jogo específico requer, o corpo neural depende de oportunidade para vivenciar tanto o seu instrumental físico (cabeça, corpo e membros) quanto o ambiente de interação do corpo físico. Assim sendo, o comportamento motor que um indivíduo apresenta na sua vida social é, em grande parte, determinado pelo quantitativo e qualitativo das suas experiências vividas e praticadas. A prática e experiência que esta vivência durante toda a sua vida está estritamente associada ao fator oportunidade. Este fator será discutido a seguir em respeito a condição de aprendizado desportivo.

1.4. Oportunidade de prática

Infelizmente em muitas sociedades, e como é o caso no Brasil, o esporte de base (o que poderia ser chamado esporte escolar), é incipiente e pouco estruturado, mesmo no se refere às modalidades coletivas, atividades que exercem uma grande atração sobre a criança de uma forma em geral. A escola, local mais adequado para a implantação de um trabalho de base desportiva educativa, encontra-se de alguma forma dividida em termos do que fazer. A precariedade dos espaços disponíveis às aulas de Educação Física em muito minimiza a possibilidade da realização de um trabalho mais efetivo e atraente à participação.

Recentemente estabeleceu-se no país uma grande "onda" em termos de criação de escolinhas esportivas, dentre as quais um maior número está associado à prática do futebol, voleibol, basquetebol e tênis. Embora estas escolinhas possam representar um passo significativo para a definição de uma política ousada em termos do estabelecimento dos clubes escola, as mesmas ainda não atendem, sequer, a 0,2% da demanda de crianças que deveriam estar vinculadas a iniciativas como estas. Além disto, a pedagogia de ensino vinculada à estas escolinhas estão muito distantes da que deveria ser. O formato mecanicista da abordagem de ensino adotado na maioria delas não atende adequadamente às condições orgânicas potenciais da criança, fato que restringe, em grande parte, a qualidade do seu desenvolvimento hábil motor. Como veremos em capítulos posteriores, ao aprendiz de um esporte qualquer, não basta apenas a sistematicidade e intensidade da sua participação. Mesmo diante de uma condição otimizada para participar da aprendizagem desportiva, um ponto de extrema importância é o formato metodológico do ensino. Ou seja, a oportunidade da prática precisa ser congruente com formatos de ensino que incentivem a criatividade operacional no esporte em aprendizagem, além do treinamento das habilidades básicas como as anteriormente descritas.

Em um artigo clássico da literatura em aprendizagem motora, Malakoff (1987) rechaça a noção de que a prática faz a perfeição. Para aquele autor, o que realmente faz um aprendiz em esporte atingir a perfeição é a *prática correta*. Colocada de outra forma, esta expressão significa uma afirmação de ser muito provável que através de uma prática permeada pelo conhecimento instituído através de estudos e pesquisa científica, as chances de um indivíduo desenvolver habilidades efetivas e duradouras para ter sucesso em um esporte específico são muito maiores do que quando a prática é orientada por princípios empíricos ou *achismos*. Convém, para efeito de esclarecimento teórico se enfatizar aqui que embora a noção implícita no argumento de Malakoff seja bastante correta, é necessário o entendimento de que quando o mesmo afirma que a prática correta leva a perfeição, o termo é essencialmente genérico. Ou seja, a teoria deve sempre preceder a prática. Não é correta, todavia, a noção de que somente os movimentos explicados e ou executados "corretamente" são os que somam positivamente para o aprendizado hábil-motor.

De acordo com a Teoria de Schmidt (1975), práticas erradas (próximas ou distantes do modelo desejado) também somam como partes estruturais na formação dos esquemas hábil-motores. Ou seja, de tudo que aprendemos no curso de nossa aprendizagem motora, grande parte é constituída por "unidades de aprendizagem distantes e próximas" do modelo correto de uma habilidade específica

aprendida. Em outras palavras, poder-se-ia dizer que o *erro faz parte da aprendizagem de um movimento habilidoso.*
Portanto, a oportunidade de prática por si só, não significa tanto para o sucesso desportivo, quanto à oportunidade da prática bem orientada. Este tipo de prática deve ser a meta do treinamento desportivo no qual o aprendiz está envolvido.

Treinamento e aprendizagem: Qual a diferença?
Considerando uma grande parte do que foi apresentado em itens anteriores, podemos pensar sobre o treinamento desportivo da criança como relacionado ao desenvolvimento de uma série de competências orgânicas que servem de base para a estruturação do "modus operandis" desportivo do mesmo. E, para tornar mais compreensivo o detalhamento destas competências, se faz importante, antes de tratá-las individualmente, a identificação das mesmas em um modelo organizado e definido em função da categoria biofísica em que cada uma delas se encaixa.

Para assim proceder, antes, de mais nada é preciso que o leitor passe a compreender as *classificações biofísicas* centrais à cada função que, para efeito deste livro, são identificadas como: 1) funções biofísicas estruturais e 2) funções biofísicas operacionais do sistema nervoso (SN).

As **funções biofísicas estruturais** são as que possuem dependência e, estão mais diretamente relacionadas, às capacidades quantitativas do organismo neural. O termo quantitativo é referido aqui principalmente para definir a capacidade do SN para: 1) gerar impulsos nervosos, 2) recrutar neurônios, 3) atender as demandas fisiológicas do movimento, 4) atender as demandas emocionais implícitas em eventos de treinamento e prática desportiva, 5) conduzir impulsos nervosos, 6) proceder processos sinápticos de uma forma em geral e 7) proceder as gestões funcionais, estrutural e mecânica das articulações e dos músculos como um todo. Logicamente, quanto maior for a competência do SN em atuar sobre cada uma destas variantes, maior será a competência estrutural da mesma. Por exemplo, poder-se-ia dizer a título de ilustração que a função de recrutamento neural do SN estaria quantitativamente melhor (ou maior) quando este passasse a recrutar, em um mesmo tipo de evento, agora uma maior quantidade de neurônios para realizá-lo do que antes.

Por outro lado, as **funções biofísicas operacionais** correspondem a capacidade do SN para estruturar, implementar e regular (controlar) resultantes físicas da produção bio-estrutural.

Como definido por Vernon Silva (2002), as funções bio-operacionais do SN estão implícitas no processamento mental humano, ocasião em que o cérebro e a mente se conjugam para elaborarem o pensamento. Neste caso, a conjugação cérebro e mente caracteriza o processo (daí o termo processamento que precede à palavra mental) e o pensamento, o evento "virtual" (daí o termo mental procedente à palavra processamento) resultante do processo.

O sistema neurológico responsável pela gestão da função bio-operacional do sistema nervoso necessariamente demanda um maior quantitativo de vias de feedback e estruturas neurais do que o sistema de gestão bio-estrutural. As diferenças estão aproximadamente mostradas na figura 2.6, a seguir. O motivo destas diferenças é relativo ao fato de que as funções bio-estruturais são permeadas por mecanismos automatizados do sistema nervoso central (SNC), enquanto que os mecanismos componentes das funções bio-operacionais do mesmo sistema, são os operativos dedutivos cujo processo de dedução depende de muito mais comparações em memória do que em eventos bio-estruturais, portanto requerendo um maior quantitativo de interações entre as estruturas do SNC e periférico.

Em prática, e relativamente à capacidade hábil-motora humana, a condição bio-operacional desejável é a que se caracteriza por uma dinâmica sofisticada na produção de eventos mentais que se refletem auspiciosamente sobre o comportamento motor de um indivíduo. Relaciona-se a esta sofisticação, condições de processamento rápido, estratégico e oportuno que eventualmente se refletem na habilidade de um indivíduo, por exemplo, para jogar futebol (como Pelé, Cristiano Ronaldo, Maradona, dentre outros) ou basquetebol (como Michael Jordan, Shaquille O'Neal, LeBron, dentre outros).

Em termos aplicados ao comportamento motor, as funções bio-estruturais estão associadas a valências físicas tais como força, velocidade de deslocamento, velocidade de reação, potência muscular, flexibilidade, equilíbrio (em situações estáticas), além de outras cuja dimensão é explicável através de parâmetros quantitativos. As funções bio-operacionais, por constituírem, como acima descrito, o processo integralizador de conteúdos de eventos bio-estruturais, estão implícitas em ações tipo coordenação motora (o cérebro colocando juntos, por exemplo, os sucessivos movimentos alternados dos braços de um baterista, em tempo adequado ao ritmo de uma música, enquanto, ritmicamente, alterna o movimento do pé que bate o bumbo), na qual força de contração muscular, velocidade e tempo de deslocamento de membros e direção de membros isolados são harmoniosamente condensados em uma tarefa de acompanhamento musical.

Figura 2.6. Modelo do mecanismo da gestão de função bio-operacional de um movimento específico (Adaptada de Vernon da Silva, 2002)

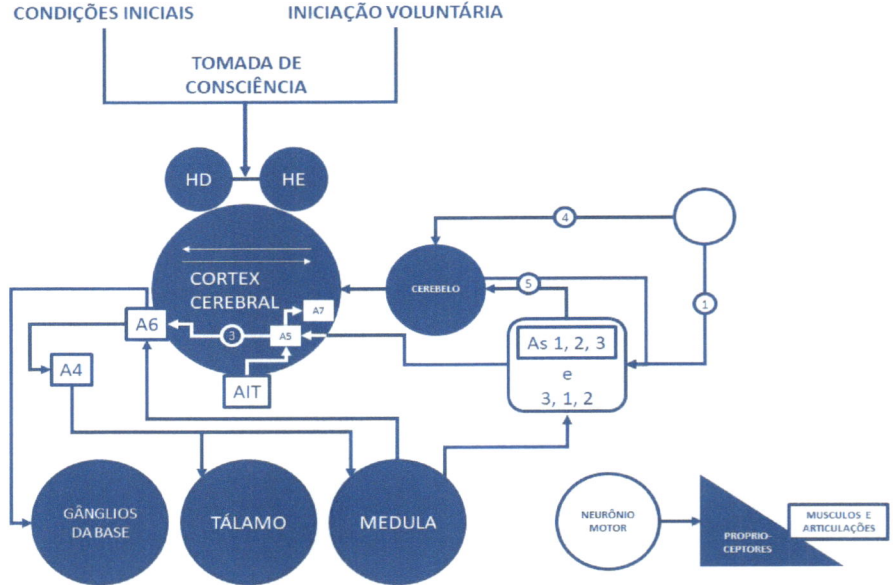

A leitura da figura 2 - Conjugação das estruturas e circuitos básicos das funções operacionais do SNC e periférico (A figura incluída no cerebelo significa comparação). A seta tracejada do tálamo para o cerebelo indica o feedback forward, ou seja, um feedback oriundo do processamento do movimento, adiantando, ao cerebelo, como o corpo deverá ser sentido e visto para estar correto. O circuito 4 é o feedback proprioceptivo, ou informação oriunda dos mecanismos próprios do corpo, informando ao cerebelo como o movimento está transcorrendo (ou transcorreu). O circuito adicional ao 4, incluindo as partes 5 e 3, é o componente que informa ao córtex (cérebro) a relação entre o que foi pretendido e o que ocorreu (ou está ocorrendo). Na conclusão deste circuito, se estabelece o que se denomina Cinestesia. Esta também ocorre através de um circuito mais direto, o composto pelas partes 1 e 3. As informações sobre visão e audição (que são fatores integrados à concepção do movimento) advém das áreas 7 e 5, respectivamente (áreas que recebem informações exteroceptivas) e, as informações somatotípicas, das áreas 3,1 e 2 (áreas que recebem informações dos proprioceptores do corpo, inclusive dos receptores da pele)

Logicamente, as funções bio-operacionais do SN não estão somente ligadas ao movimento, como poderia ser pensado. Estas, na verdade, são funções inerentes ao organismo operador de conteúdos consolidados em qualquer tipo de memória. Por exemplo, pode-se citar a bio-operacionalidade relativamente a memória emocional, em um caso da geração de uma expressão facial motivada por um sentimento de raiva que, ao invés de ser refletir através de uma expressão facial conturbada, é revelada por um sorriso gracioso e oportunista nela mostrado (neste caso o sorriso - - - *uma expressão de alegria* foi uma resposta, falsa, escolhida para responder ao sentimento de raiva - - - *que normalmente geraria uma expressão agressiva*).

Os exemplos acima são possíveis de demonstrar (e fazerem compreender) que a referência de operacionalidade do SN é a condição do sistema processador de manipular eventos em formatos adequados, ou não, à uma situação emergente. A manipulação será ou não adequada, dependendo da natureza da memória a qual o processamento estiver mais diretamente associado. Natureza, neste sentido, significa o quão sofisticado o conteúdo da memória respectiva é, compreendendo-se que uma memória bem estruturada é mais ampla em termos do seu conteúdo (quantitativo de memória) e mais versátil em termos estruturais (qualitativo de memória).

Experiências em termos de reconhecimento manifestado

Entretanto, se faz necessário enfatizar que qualquer que seja o treinamento, aqueles fatores vão estar sempre interagindo com o aprendizado do indivíduo, uma vez este processo evolui em dependência direta dos mesmos.

Alguns pensadores como Vygotsky (1984) afirmam que o aprendizado surge através do desenvolvimento humano, através de experiências sociais, culturais e familiares. Em parte, essa teoria se aplica no contexto esportivo, visto que, já vimos que por maior que seja o rastro genético do ser humano o mesmo deve praticar de forma contínua para além de aprender o gesto técnico correto, também o deve aperfeiçoar.

Muitos professores/técnicos utilizam as fases iniciais de desenvolvimento como forma de especialização precoce, trabalhando técnicas puramente voltadas ao desenvolvimento unilateral de seus "atletas" (não utilizamos esse termo com crianças), esquecendo que o mesmo deve enfatizar a prática de movimentos globais dentro do esporte que o mesmo esteja ensinando. Um exemplo disso é uma criança de 6 ou 7 anos que entra em uma escolinha de futebol, e o seu "professor" por perceber que o mesmo está um pouco acima do peso, já direcioná-lo para ser goleiro. Na ideia que estamos colocando aqui, é que essa mesma criança passe por todas as posições antes de especializar e defini-lo como goleiro ou lateral.

Nesse contexto podemos citar Greco e Brenda (1998), na sua obra os autores defendem uma forma diferenciada de através das vivências esportivas e lúdicas múltiplas o praticante/atleta aprenda de uma forma mais global e acertada os gestos técnicos esportivos (Figura XX). Os autores a definem como Iniciação Esportiva Universal.

Esse método consiste em aplicar vários jogos informais para desenvolver as noções específicas do jogo formal. Um exemplo é a famosa queimada aplicada em quase todas as aulas de Educação Física escolar. Já pensou ela sendo base um treino de handebol? No handebol precisamos de muitas técnicas como: passe, recepção, arremesso, deslocamento rápido, noção espacial e etc..., movimentos esses aplicados na queimada.

Figura 2.7 exemplifica vários jogos informais até chegar no jogo formal específico que irá trabalhar como forma de aprimorar a técnica, denominado de método global-funcional.

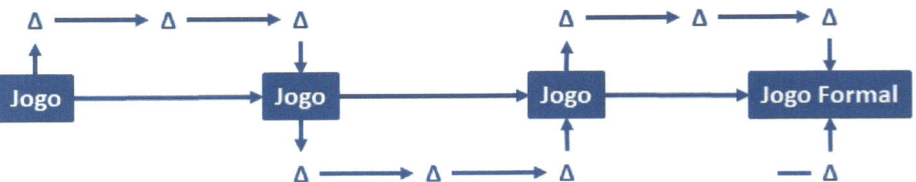

Fonte: Baseado em Greco e Benda (1998)

CONCLUSÃO

Neste capítulo discutimos sobre algumas das principais variantes que direcionam para o aprendizado do esporte, além de estabelecermos vários pontos de fundamentação para direcionar o trabalho do professor/técnico esportivo dentro de uma ordem estabelecida no desenvolvimento científico de sua prática.

Dentro desse pressuposto observou-se o quanto as variantes que influenciam o aprendizado; como existe uma gama de fatores (chamados de variantes) que influenciam diretamente no feedback de quem está recebendo a informação. Lembramos ainda que em todas as esferas de variantes que nos preocupamos em intervir, temos ainda as variáveis intervenientes, que muitas vezes aparecem ao longo do processo de ensino-aprendizagem que irão influenciar diretamente no resultado final desse processo, o qual, temos que saber lidar para diminuir o máximo possível seu efeito negativo nessa relação.

Por fim cabe ao professor/técnico buscar maneiras em proporcionar o máximo possível de experiências motora ao seu aluno/atleta para desenvolver um maior arsenal possível de possibilidades motoras.

REFERÊNCIAS

AUSUBEL, David Paul et al. Educational psychology: A cognitive view. New York: Holt, Rinehart and Winston, 1968.

BANICH, Marie T. Neuropsychology: The neural bases of mental function. Houghton Mifflin College Division, 1997.

Barbosa, A. J., Berti, C. C., da Silva Yashiki, H. P., de Souza, K. F., de Godoy, S. S., & Ferreira, T. (2018). Expectativa dos pais e desejo dos filhos: crianças e adolescentes na iniciação ao futebol de campo. TCC-Educação Física.

CONNORS, B. W.; BEAR, M. F.; PARADISO, M. A. Neurociências: Desvendando o Sistema Nervoso. Rio de Janeiro: Artmed, 2002.

FAWCETT, J. W.; GAZE, R. M. The retinotectal fibre pathways from normal and compound eyes in Xenopus. Development, v. 72, n. 1, p. 19-37, 1982.

GRECO, Pablo Juan; BENDA, Rodolfo N. Iniciação esportiva universal: da aprendizagem motora ao treinamento técnico. Belo horizonte: UFMG, v. 1, p. 230, 1998.

HEBB, Donald O. et al. The organization of behavior. A Neuropsychological Theory. New York: Wiley. 1949.
HULL, Clark. Principles of behavior. 1943.

HUTTENLOCHER, Janellen; NEWCOMBE, Nora; SANDBERG, E. Hollister. The coding of spatial location in young children. Cognitive psychology, v. 27, n. 2, p. 115-147, 1994.

Leask, S. (2003), Principal curve analysis avoids assumptions of ependence between measures of hand skill. Laterality, 8(4), 307–316.

MAGILL, Richard A. Modeling and verbal feedback influences on skill learning. International Journal of Sport Psychology, 1993.

MAGILL, Richard A. Aprendizagem motora: conceitos e aplicações. 1a edição. São Paulo: Editora Edgar Blücher, 2000.

Malakoff, G. L. (1987). Practice makes perfect. The American journal of medicine, 83(2), 338.

Özcan, İlker, Niyazi Eniseler e Çağatay Şahan (2018). Efeitos de jogos de dupla face e treinamento intervalado aeróbico convencional sobre várias características fisiológicas e habilidades defensivas e ofensivas usadas no futebol. Kinesiology: Revista internacional de cinesiologia fundamental e aplicada , 50 (1), 104-111.

Paszulewicz J. Wolski, P., Gajdek M. (2019) Is laterality adaptive? Pitfalls in disentangling the laterality–performance relationship in Cortex, v.121.Dec.

PERLMUTTER, David; LOBERG, Kristin. Amigos da mente: Nutrientes e bactérias que vão curar e proteger seu cérebro. Editora Paralela, 2015.

SCHMIDT, Richard A. A schema theory of discrete motor skill learning. Psychological review, v. 82, n. 4, p. 225, 1975

SILVA, V. Treinamento neurogênico bio-operacional: Uma Perspectiva da aprendizagem motora. Força: aspectos básicos do treinamento, In: Pereira R. V. A.; AZEVEDO, R. N. de; CARVALHO, M. C. G. de A. Rio de Janeiro: Editora AZ.v. 1, p. 93-126, 2002.

SINGER, R. N. Sustaining motivation in sport. Tallahassee, Florida: Sport Consultants International. 1984.

SPENCER, Anthony James Merrill; RIVLIN, Ronald S. The theory of matrix polynomials and its application to the mechanics of isotropic continua. Archive for rational mechanics and analysis, v. 2, n. 1, p. 309-336, 1958.

ÍNDICE REMISSIVO
Aprendizado, 79
Aprendizagem humana, 79
Aprendizagem motora, 1, 3, 77, 79
Bio-estruturais, 79
Células gliais, 79
Cognição, 3, 6, 15, 79
Cognitivo, 79
Compleição física, 3, 50, 51, 79
Comportamento, 3, 20, 23, 79
Conhecimento, 12, 79
Controle neuromotor, 79
Criança, 49, 79
Desenvolvimento cognitivo, 79
Diferença, 79
Diferenciação celular, 79
Ensino/aprendizagem, 79
Estratégias, 52, 79
Experiências, 73, 79
Expressão, 79
Fenômeno, 79
Funções biofísicas, 79
Genética, 79
Habilidades, 79
Habilidoso, 79
Hebb, 20, 22, 48, 61, 62, 79
Hipótese hebbiana, 79
Jogos, 12, 79
Metacognitivas, 79
Método, 79
Movimento humano, 79
Neuromotor, 79
Neuronal, 79
Performance, 12, 79
Persistência, 79
Prática, 79
Progressão, 79
Restritores, 3, 38, 39, 40, 42, 43, 79

Sinaptogênese, 79
Sistema nervoso central, 80
Teorias de aprendizagem, 3, 18, 80
Treinamento, 50, 70, 77, 80

SOBRE OS AUTORES:

GUANIS DE BARROS VILELA JUNIOR: Doutor em Adaptação, Atividade Física e Saúde, pela UNICAMP, mestrado, especialização e graduações pela mesma instituição. Já atuou no ensino superior em universidades federais e estaduais. Preside o Centro de Pesquisas Avançadas em Qualidade de Vida e Coordenada o Núcleo de Pesquisa em Biomecânica Ocupacional (NPBOQV/ Unimep/ CNPq). Professor e pesquisador do PPG em Ciências do Movimento Humano (CMH/ Unimep).

RICARDO PABLO PASSOS: Mestre e Doutorando em Ciências do Movimento Humano pela Universidade Metodista de Piracicaba (UNIMEP). Pesquisa Inteligência Artificial para a análise do movimento humano. Autor de Artigos, Livros e capítulos de livros. Editor Gerente da Revista Centro de Pesquisa Avançadas em Qualidade de Vida (CPAQV). Membro do Núcleo de Pesquisas em Biomecânica Ocupacional e Qualidade de Vida certificado pelo CNPq/Unimep.

BRAULIO NASCIMENTO LIMA: Doutorando em Ciências do Movimento Humano pela UNIMEP; Mestre em Educação Física pela UNIMEP; Especialista em Biomecânica, Avaliação Física e Prescrição de Exercícios pelas FMU; Graduado em Licenciatura Plena em Educação Física pela UEPA. Atualmente é docente na Faculdade Anhanguera de Sumaré. Revisor de periódicos nas Revistas CPAQV e Implementation Science. Membro do Núcleo de Pesquisas em Biomecânica Ocupacional (NPBOQV/ Unimep/ CNPq).

LUÍS FELIPE SILIO: Mestre em Ciências do Movimento Humano pela Universidade Metodista de Piracicaba. Especialista em Psicomotricidade e Fisiologia do Exercício. Membro do Núcleo de Pesquisas em Biomecânica Ocupacional e Qualidade de Vida certificado pelo CNPq/Unimep. Docente na Fundação Universidade Federal de Rondônia e docente na Faculdade São Lucas, Rondônia.

JOÃO RAFAEL VALENTIM SILVA: PhD, Docente em Ciências Básicas da Saúde e Biotecnologia, Membro do Grupo de Pesquisa em Neurociências Aplicadas ao Esporte e à Saúde (DEF/UNIR), do Laboratório de Ciência da Motricidade Humana (UNIRIO) e Docente Titular Sênior do Curso de Educação Física da UNINORTE.

VERNON FURTADO DA SILVA: Professor Visitante da Universidade Federal de Rondônia-RO, PH.D. em Desenvolvimento e Aprendizagem Motora pela University of Maryland (USA), Pós-doutorado em Sistemas Dinâmicos do Movimento na University of Maryland, Lider do Grupo de Pesquisa em Neurociência aplicada ao Esporte e à Saúde (DEF/UNIR).

SILVIA TEIXEIRA DE PINHO: PhD. Professora Doutora, em Educação Física pela EEFE/USP Membro do Grupo de Pesquisa em Desenvolvimento da Cultura Corporal (DEF/UNIR). Vice chefe do Departamento Educação Física da Universidade Federal de Rondônia (DEF UNIR).

LUÍS GONZAGA DE OLIVEIRA GONÇALVES: mestrado em Ciências da Saúde (UnB) especialista em Ciências da Preparação Física, professor da Universidade Federal de Rondônia (DEF/UNIR) Membro Pesquisador no Grupo de Pesquisa em Neurociência Aplicada ao Esporte e a Saúde (DEF/UNIR).

CÉLIO JOSÉ BORGES: Professor associado IV do Departamento de Educação Física da Universidade Federal de Rondônia; mestre em Educação-Teoria e Práticas Pedagógicas – UFRJ; doutor em Educação Escolar–Gestão e políticas- UNESP. Líder do Centro de Estudos e Pesquisas do Humanismo Ikeda (DEF-UNIR), vice-líder do grupo de pesquisa do Desenvolvimento e Cultural Corporal (DEF – UNIR).

ANGELIETE GARCEZ MILITÃO: Professora adjunta da Universidade Federal de Rondônia. Doutora em Atividade Física e Saúde pela Universidade Católica de Brasília - UCB em 2014. Vice Líder do Grupo de Pesquisa em Neurociência aplicada ao Esporte e à Saúde (DEF/UNIR). Membro do Grupo de Pesquisa em Tecnologia e Inovação da UNIR.

www.ingramcontent.com/pod-product-compliance
Lightning Source LLC
Chambersburg PA
CBHW041948240526
45473CB00036B/2491